DIETA CETOGÉNICA

La Guía más Completa para Perder Peso y Vivir Saludablemente con la Dieta Keto

Ejemplo de Menú Semanal Incluido

ALICIA RAMIREZ

SUMARIO

INTRODUCCIÓN

¿Quieres hallar un método para adelgazar rápidamente?

¿Estás agotado de probar distintos métodos para perder peso que no te han resultado efectivos?

¿Has logrado tu propósito de bajar de peso solo para recuperar los kilos perdidos de nuevo en poco tiempo?

¿Sufres de vaivenes en tu energía vital?

¿Has oído hablar sobre la dieta cetogénica y deseas conocer más sobre el tema?

Si te identificas con cualquiera de las situaciones anteriores esta lectura es para ti. Trata sobre un tipo de dieta ancestral que sigue cobrando popularidad en la actualidad debido a sus grandiosos beneficios entorno a la salud de quienes la practican. De hecho, este es un tipo de dieta que suele ser prescrito por los médicos para mejorar las condiciones dadas ante algunas enfermedades, como la diabetes y la epilepsia pero, también es efectiva para bajar de peso y potenciar la salud. Estudios científicos lo avalan. Aquí se hablará sobre ella en un contexto general

Es un tipo de dieta distínto al que solemos estar acostumbrados. Es una dieta que no nos obligará a obsesionarnos con cada caloría que llevamos a nuestra boca, una que no nos hará pasar hambre, una que requerirá poco esfuerzo por nuestra parte. Prácticamente quien hará todo el trabajo será nuestro cuerpo.

Un poco de fuerza de voluntad al principio y lo demás podemos dejárselo luego a nuestro cuerpo tranquilamente.

Al seguir este tipo de dieta le estaremos permitiendo a este trabajar con mayor eficacia en comparación a como lo hace regularmente.

Cuando nuestro organismo trabaja eficazmente no hay grasa acumulada, no hay vaivenes de energía, no hay hambre por ansiedad... Todo funciona como debería funcionar.

¿De qué se trata esta dieta que parece ser milagrosa, entonces?

Se trata de aprovechar el propio funcionamiento de nuestro cuerpo en nuestro beneficio.

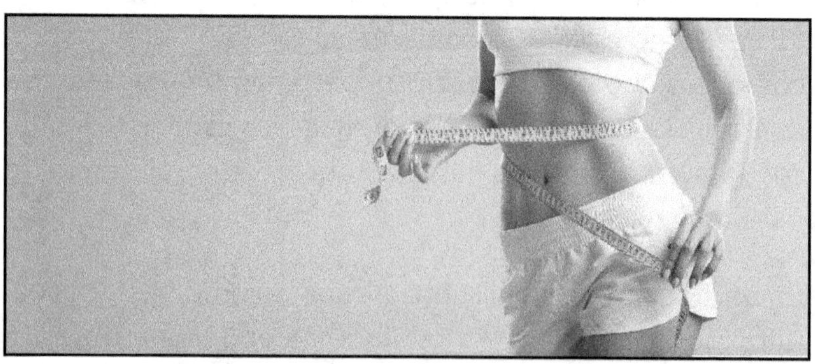

El estilo de vida moderno que llevan la mayor parte de las personas es ajetreado y estresante, lo que repercute principalmente en su modo de alimentarse.

Al estilo de vida moderno se le debe atribuir el sobrepeso por dos razones:

El estrés hace que muchos desarrollen una fuerte ansiedad por comer cada pocas horas, cediendo ante antojos poco saludables que traen como consecuencia futura: Sobrepeso, enfermedades cardíacas y otro tipo de enfermedades afines. Y es que estos antojos suelen generalmente tener un alto contenido en carbohidratos.

Antojos como esos también traen como consecuencia desórdenes en los procesos de regulación internos que perjudican nuestra calidad de vida.

Tú, que estás leyendo esto sin duda estás familiarizado con estos antojos perjudiciales ¿Cierto? Puede que cedas a ellos todo el tiempo o que solo lo hayas hecho un par de veces pero sin dudas te has visto atacado por antojos perjudiciales que nacen del estrés ¿verdad?

Se trata de una ansiedad por comer que no podemos controlar.

Todos hemos pasado por eso. Es difícil combatir esta ansiedad por comer. Cuando se nos resulta imposible controlarla nos encontramos ante un problema que nos acarreará, kilos de más.

El ajetreado y agotador estilo de vida moderno también suele llevar a muchos a alimentarse de forma inadecuada... A seguir un régimen alimenticio rico en carbohidratos y pobre en otros nutrientes esenciales. Porque es el tipo de comida que con más facilidad pueden cocinar o adquirir en lugares en donde se vende comida rápida.

- No tengo opción. Trabajo muchas horas y no me da tiempo de cocinar- Se excusan algunos.

Para nadie es un secreto que nuestro organismo es una especie de máquina que requiere de alimentos para funcionar. Los alimentos vendrían siendo el combustible de nuestro cuerpo ya que le proporcionan los nutrientes que necesita para el eficiente desarrollo de los distintos procesos que se desenvuelven dentro de él.

Sin los nutrientes necesarios, enfermamos ya que nuestro organismo no puede funcionar bien sin ellos. No funciona adecuadamente sin su combustible...

A pesar de que todos sabemos esto, la gran mayoría persiste en comer inadecuadamente.

Si queremos que nuestro organismo funcione adecuadamente debemos alimentarnos sí, pero de manera balanceada y adecuada. Una cosa es que necesitemos los alimentos para obtener de ellos los nutrientes requeridos por nuestro cuerpo y otra cosa es que no podamos soportar no comer cada hora.

Deberíamos ser capaces de estar y sentirnos saludables sin ceder a antojos perjudiciales cada poco tiempo. Deberíamos poder sentirnos saciados por más tiempo después de alimentarnos correctamente, deberíamos ser capaces de quemar grasa con rapidez.

Esto es posible si llevamos una dieta idónea.

Implicará que te alimentes correctamente al igual que cualquier otro tipo de dieta pero, con la dieta cetogénica le dirás adiós a los antojos y a la ansiedad de comer y no tendrás excusas para excederte con los carbohidratos por no disponer de tiempo para cocinar ya que los platillos propios de este tipo de dieta son realmente sencillos de preparar.

Saca un poco de tiempo para informarte sobre esta dieta, para preparar tu régimen alimenticio y verás cuan beneficioso te resultará ya que podrás bajar de peso rápidamente y aprovechar las muchas otras ventajas de este tipo de dieta ancestral que tanto tiene por ofrecerte.

Como se ha mencionado antes, requerirás de solo un poco de sacrificio al principio, pero, cuando tu cuerpo se adapte y comience a trabajar eficazmente ya no deberás preocuparte mucho. El trabajo de bajar de peso lo hará solo y además, no pasarás nada de hambre.

Seguir un adecuado régimen alimenticio nos proporcionará todo cuanto necesitamos para estar saludables y llenos de energía sin comer en exceso e inadecuadamente, sin enfermarnos... Sin engordar. Pero, para aquellos que necesiten bajar sus kilos de más rápidamente la dieta cetogénica les ayudará a perder peso mientras potencia su energía y salud metabólica con gran facilidad. Y, aquellos que no consigan solución a su problema de antojos constantes, también hallarán una solución con esta dieta.

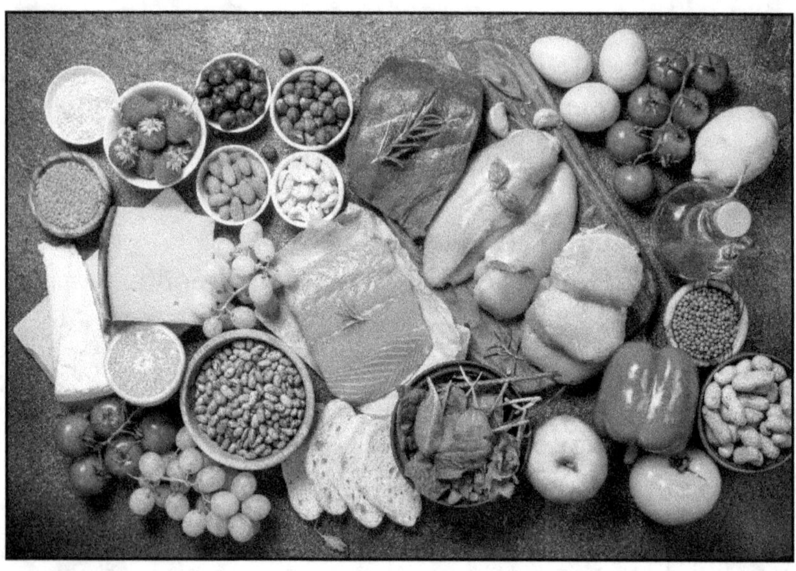

En contraste con lo anterior esta es una dieta más efectiva que muchas otras porque los kilos de más se pierden con rapidez y no se recuperan al poco tiempo de perdidos, algo que suele ocurrir con otros tipos de dietas principalmente porque los antojos incontrolables regresan.

Gracias a la dieta cetogénica tú podrás decirles adiós. Haciendo referencia al correcto funcionamiento de nuestro organismo se ha de destacar que todas las actividasdes que se efectúan dentro de nosotros (Asimilación de nutrientes, Digestión, reparación de tejidos, entre otras) y las que llevamos a cabo nosotros mismos cotidianamente (Caminar, correr, cocinar, entre otras) requieren de energía.

Y es que el mero hecho de pensar... de respirar... Todo cuanto hacemos supone un gasto energético. Nuestro organismo, tan perfecto como es dispone de diferentes fuentes de energía, tema del cual se profundizará en líneas subsiguientes. No obstante, lo ideal, lo idóneo... es que emplee la grasa como fuente principal de esta y no otro tipo de fuentes energéticas. Principalmente porque cuenta con mayores reservas de grasa que de glucosa o proteínas. No obstante, siempre elegirá la glucosa si los niveles de ella son elevados porque así funciona naturalmente.

Sin embargo, si usa la grasa como fuente principal de energía, que es como debería hacerlo quemará la grasa acumulada en el cuerpo haciendo desaparecer los kilos de más y los vaivenes energéticos propios de cuando el cuerpo emplea la glucosa para funcionar ¿Por qué?

a) Porque quemará la grasa y te hará perder peso mientras la usa de energía y,

b) Porque la grasa como fuente energética es más potente, es más resistente que la glucosa, que se consume más deprisa que esta.

Desafortunadamente un régimen alimenticio promedio ocasiona precisamente que la grasa sea usada solo como reserva de energía y no como fuente principal. Como resultado de eso se generan los kilos de más que tanto odiamos, los vaivenes de energía que tanto nos perjudican. Y un sinfín de enfermedades como la diabetes.

Si es la grasa la que se usa como energía será, por el contrario, más fácil bajar de peso porque la grasa en lugar de acumularse en el cuerpo estará siendo quemada cual combustible. Sin grasa en exceso estaremos expuestos a menos enfermedades y nos será más fácil mantener nuestro peso saludable.

En tal sentido, la dieta a tratar a lo largo de este escrito supone un tipo de alimentación y estrategias para lograr que nuestro cuerpo use la grasa de energía y no otro tipo de fuente energética.

Supone obligar a nuestro organismo a quemar grasa eficaz y rápidamente sin mayor esfuerzo. Supone aprovechar la maquinaria ancestral que es nuestro propio organismo, su funcionamiento, su modo natural de proceder...

Continúa leyendo si quieres saber más sobre esta dieta.

En las líneas siguientes resolverás todas las dudas que tengas respecto a ella:

¿QUÉ ES LA DIETA CETOGÉNICA?

Antes de practicar este tipo de dieta es necesario comprenderla. Por ende, iniciamos con su definición a continuación:

La dieta cetogénica, también conocida como dieta Keto, abreviando el término inglés "Ketogenic", consiste en un plan alimenticio especial que, llevado a cabo como se debe obliga al organismo a entrar en un estado metabólico denominado: "cetosis"; a lo que debe su nombre; estado metabólico al cual el organismo también entra después de períodos moderados o prolongados sin percibir alimentos. En otras palabras, lo hace ante circunstancias excepcionales.

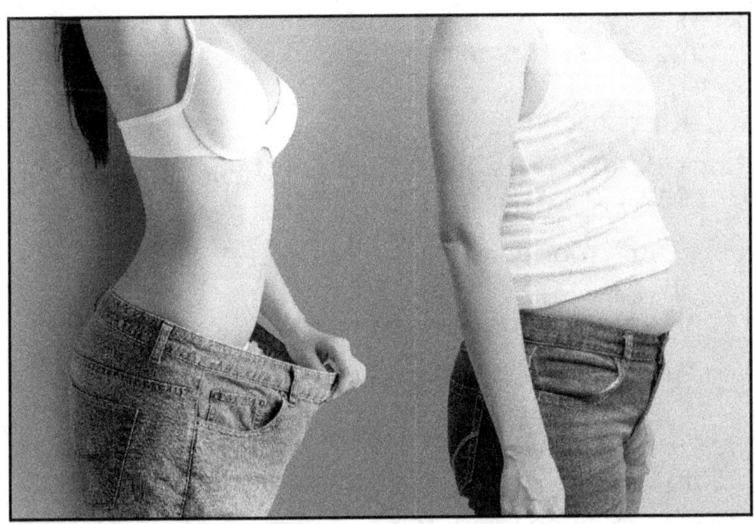

Sobre la cetosis se profundizará en líneas subsiguientes. Por ahora, lo importante es comprender que ese estado metabólico conduce al organismo a emplear la grasa como fuente principal de energía, lo que contribuye al potenciamiento de la salud metabólica en general y por supuesto, a la quema de la grasa misma. Con los innumerables beneficios que eso trae consigo.

Bajar de peso con este tipo de dieta es considerado poco sacrificado precisamente porque requiere de pocos sacrificios como los que suponen otros tipos de dietas: No hace falta dejar de comer, no hace falta contar calorías a cada momento, no hace falta agotarse...

Se puede bajar de peso muy rápidamente con la ayuda de una dieta cetogénica.

Cuando se logra el propósito de esa dieta que es entrar en cetosis la quema de grasas se vuelve natural e inherente a la forma en la que se encuentra trabajando el organismo en ese momento.

La dieta cetogénica en general trata sencillamente de reducir de manera significativa y hasta drástica el consumo de carbohidratos y sustituir estos por grasa buena y un consumo moderado en proteínas.

Al conllevar una reducción significativa de los carbohidratos a consumir esta es una dieta de tipo restrictiva.

Solo se pueden consumir entre 15 y 30 gramos de carbohidratos diarios si se quiere llevar a cabo correctamente este plan alimenticio; tomando en cuenta que esto hace referencia solamente a los carbohidratos netos y no a los totales.

Esto debido a que carbohidratos como la fibra dietética no son absorbibles por nuestro sistema digestivo y por ende, no alterarán los valores que nos pueden conducir a la cetosis.

Al momento de verificar los carbohidratos de un producto determinado verificando la etiqueta la fibra se ha de restar.

Nota: La cantidad de carbohidratos diarios máximos a consumir puede variar dependiendo de la edad, condición física y otras circunstancias por lo que consultar al médico es idóneo.

Transformar la dieta cetogénica a una formula implicaría lo siguiente:
(Rica en grasa) + (Pobre en carbohidratos) + (Moderada en proteína) = Cetosis

El objetivo principal al seguir esta dieta es precisamente eso. Lograr la cetosis.

No alcanzaremos este estado metabólico con exceso de carbohidratos en el organismo porque los carbohidratos aumentan los niveles de glucosa.

Si los niveles de glucosa son elevados el organismo les dará prioridad como fuente energética porque esa es su forma de funcionar. Por eso se hace tanto énfasis en reducir su ingesta al momento de llevar a cabo una dieta keto.

Se debe considerar esta como una dieta estricta ya que si no se controla no se logrará el resultado esperado: Que el cuerpo entre en cetosis y por ende, no se estará haciendo nada...

Esta dieta no requiere de grandes sacrificios en sí pero quien la lleve a cabo necesita tener fuerza de voluntad para dejar los carbohidratos atrás. Cualquier exceso en lo que a este se refiere interferirá en la producción de las moléculas llamadas cetonas, responsables de la cetosis.

Como se mencionó anteriormente la dieta como tal no supone un extremo de evitar los carbohidratos completamente porque estos también son necesarios para el organismo. Supone sí, su reducción en la alimentación a una mínima expresión en conjunto con un elevado aumento del consumo de grasas.

Cabe resaltar que la cetosis puede ser inducida también por el ayuno, por lo que la dieta cetogénica se suele complementar con este aunque puede ser opcional entre los que no soportan pasar hambre por cierto período de tiempo.

¿Cómo funciona la dieta cetogénica?

Para tratar este tema se ha de hacer referencia en primer lugar al hecho de que necesitamos energía, como se ha hecho mención con anterioridad.

Nuestro cuerpo y cerebro la necesitan para funcionar y esa necesidad la compartimos con el resto de los seres vivos.

Hay una fuente general de energía para todos los seres vivos y esta se conoce como ATD o adenosín trifosfato. Se trata de una molécula que impulsa las funciones celulares en su gran mayoría. Ella es la que permite que se lleven a cabo. Por ende, el organismo necesita producirla constantemente.

Nuestro cuerpo es capaz de obtener energía de los macronutrientes existentes: Carbohidratos, proteínas y grasas porque todos estos, siguiendo sus procesos químicos

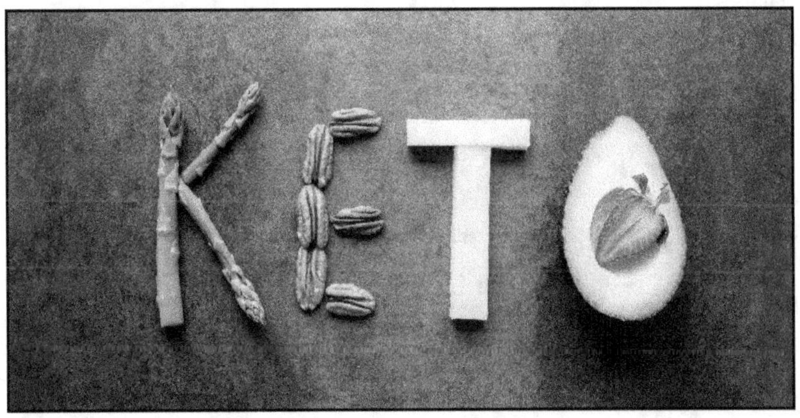

propios o particulares se pueden transformas en ATP y servirle de energía vital. Puede usar indistintamente cualquiera de esos macronutrientes y a esa capacidad de usar indistintamente diferentes fuentes de energía se le llama flexibilidad metabólica.

No obstante lo anterior, normalmente es la glucosa la que utiliza como fuente energética principal ya que nuestro organismo se ha adaptado a ello debido a los múltiples años en los que el hombre ha basado su régimen alimenticio en carbohidratos pero, con la dieta cetogénica se le obliga a usar la grasa. Se le obliga a funcionar diferente.

Como mecanismo para bajar de peso y aumentar la salud metabólica la dieta cetogénica funciona precisamente por eso; porque al proveer al organismo de pocos carbohidratos, moderadas proteínas y abundante grasa le estaremos obligando a usar la fuente más abundante con la que cuenta para tomar la energía que necesita: La grasa.

Por razones obvias con la dieta keto los niveles de grasa serán elevados y los de glucosa tan mínimos que elegirá la grasa. Esta es la cetosis propiamente.

Ante reservas pequeñas el cuerpo no verá opción más viable que emplear la grasa, con la que sí contará debido a que en la dieta cetogénica nos alimentaremos principalmente con ella.

Al usarla la estará quemando y al quemarla nos estará ayudando a bajar de peso y reducir el riesgo de padecer variadas enfermedades.

Por esto funciona esta dieta. Ese es su secreto.

Algunas notas históricas entorno a la dieta cetogénica

¿Cómo surgió la idea de convertir un proceso natural de nuestro cuerpo en una dieta potente capaz de ayudarnos a perder kilos de más rápidamente y de potenciar nuestra salud en general?

Es normal tener curiosidad sobre los orígenes de un tipo de dieta en específico cuando nos sentimos interesados en experimentarlo. Por ello a continuación se hablará brevemente sobre la historia de la dieta cetogénica:

Como el ayuno también desencadena la cetosis habría que hacer referencia a las primeras consideraciones entorno a los beneficios de este hacia la salud. Es allí como nos remontamos a civilizaciones antiguas como la Griega.

De hecho, precisamente en la civilización Griega surgieron las primeras hipótesis sobre el ayuno como forma de potenciar la salud y llegó incluso a emplearse este para tratar los ataques epilépticos, ya que los doctores de la época determinaron que existía una mejoría en la condición de los pacientes que sufrían esta enfermedad cuando se aplicaban restricciones en la ingesta de alimentos.

Reconocidos filósofos como Aristóteles e Hipócrates llegaron a abogar por las bondades de esa práctica.

Otras civilizaciones antiguas practicaban el ayuno pero lo hacían con fines religiosos dentro de sus rituales y por ello no existe necesidad de ahondar en ese tema.

Ahora bien, inspirados por su práctica en años remotos surgieron los primeros estudios modernos sobre los efectos de la restricción de la dieta y los beneficios que esto podía traer consigo a los epilépticos.

Existían los registros pero no una explicación de porqué ocurría la disminución en los ataques.

Fue en 1911 que el primero de los estudios modernos arrojó como resultado que los pacientes epilépticos realmente encontraban una mejoría a su condición si combinaban períodos de ayuno con una dieta poco calórica.

Sería luego, en el año 1921, cuando se originaría la dieta cetogénica como tal.

Ella surgió como una forma de intervención clínica para tratar la epilepsia.

Para ese entonces se descubrió que el ayuno y la ingesta mínima de carbohidratos desencadenaban la cetosis y que los cuerpos cetónicos eran más fáciles de asimilar por el cerebro. He allí la explicación de porqué la restricción de la dieta mejoraba la condición de los epilépticos.

Cuando se desencadenaba la cetosis el cerebro de estos funcionaba mejor. Tan simple como eso.

Aunque en años posteriores la dieta cetogénica perdió popularidad entorno a su propósito médico favorecedor de la epilepsia con el surgimiento de fármacos para tratar esta. No fue así entorno a sus ventajas para bajar de peso y sus otros beneficios, por lo que la misma continuó popularizándose y hoy en día sigue constituyendo el régimen alimenticio de muchos que desean favorecerse con ella y con el proceso de cetosis.

Estudios científicos

Numerosos han sido los estudios que se han realizado a lo largo de los años para analizar los efectos de la cetosis y de la dieta cetogénica propiamente dicha avalando con ello buenos resultados relacionados con la práctica de esta dieta particular.

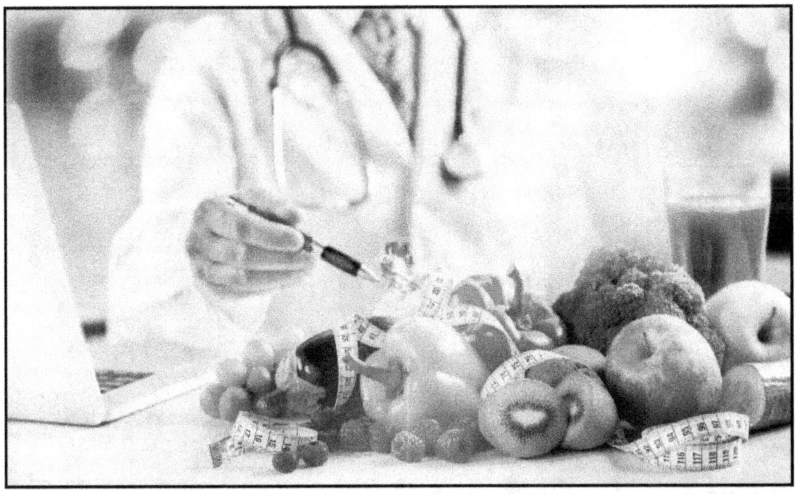

Haciendo referencia al tema de la eficacia de esta dieta para tratar la obesidad o bajar de peso muchos han sido los resultados positivos surgidos como conclusión de estudios realizados.

Así por ejemplo, en una oportunidad fue publicado por el "Department of Biomedical Sciences University of Padova" un estudio que concluía que un período de dieta cetogénica contribuía a controlar el hambre mientras a su vez mejoraba el metabolismo de oxidación de grasas.

En otra oportunidad se concluyó mediante un estudio que en el tratamiento de la obesidad a largo plazo la dieta cetogénica era segura y que representaba no solo una solución a la pérdida de peso sino también mejoras en su salud cardiovascular (Estudio publicado por Hussein M Dashti cuya autoría se remonta a: Experimental & Clinical Cardiology).

En otro estudio realizado en otra ocasión se quiso analizar el vínculo existente entre la dieta cetogénica, la ingesta de alimentos y la sensación de hambre concluyendo que la dieta cetogénica contribuía a una sensación de saciedad prolongada que implicaba un éxito mayor en el propósito de bajar de peso en contraposición a otras dietas pensadas en ese mismo propósito.

Otro estudio publicado en Women's Health USA en el cual se hizo seguimiento a 164 personas con sobrepeso u obesidad, las cuales fueron divididas por grupos y sometidas según el grupo que les correspondía a 3 dietas distintas: Una alta en carbohidratos, una media en carbohidratos y una baja en estos, mientras se controlaba su ingesta en calorías arrojó que los que se sometían a la dieta baja en carbohidratos bajaban de peso con mayor facilidad incluso cuando necesitaron ingerir más calorías que los otros ya que cuando los investigadores veían que alguno de los participantes empezaba a aumentar o bajar de peso alteraban los valores de las calorías que percibían y ese fue el resultado obtenido.

Estudios como estos abundan. El resto de sus beneficios también han sido avalados por estudios numerosos.

¿QUÉ NO ES LA DIETA CETOGÉNICA?

Muchos confunden la dieta cetogénica con dietas altas en proteínas. No cometas tú este error.

Ciertamente la dieta cetogénica requerirá de una ingesta alta de grasas de calidad. Mismas que encontramos en mayor proporción en las carnes, pescados y productos ricos en proteínas. No obstante, en este tipo de dieta la moderación de la proteína es necesaria porque si la ingesta de esta es elevada el cuerpo utilizará el exceso para crear glucosa y no podremos entrar en cetosis o permanecer en ella debido a ello. He allí porque no podemos confundirnos entre un tipo de dieta y otra.

Variantes de la dieta cetogénica

La dieta cetogénica presenta algunos variantes dependiendo de las necesidades de las personas que vayan a iniciar la dieta como tal.

Sus premisas o reglas principales serán siempre las mismas: Mucha grasa + moderadas proteínas + control de carbohidratos. No obstante, será una dieta más o menos restrictiva o, sufrirá variaciones dependiendo precisamente de las necesidades de quien la practique:

Dichas variantes son:

❖ **Dieta cetogénica estándar (SKD):** Esta es la variante más común y será la que se tratará con mayor profundidad en esa obra.

En este caso el objetivo que se busca es quemas grasas para perder peso y aprovechar en el proceso los muchos otros beneficios que esta dieta especial trae consigo.

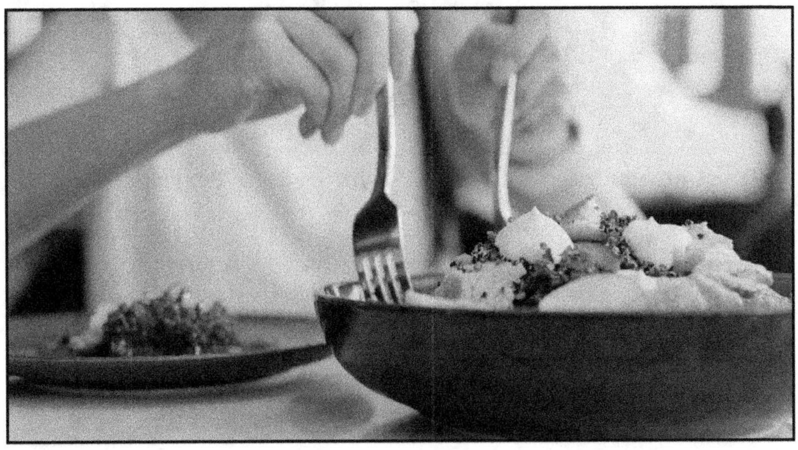

La mayoría de las personas que sigue la dieta cetogénica lo hacen siguiendo el variante estándar.

● **Dieta cetogénica dirigida (TKD):** Esta variante de la dieta cetogénica la suelen seguir aquellos que necesitan potenciar sus capacidades físicas porque entrenan algún deporte específico.

Se sigue en este caso la dieta estándar pero antes del entrenamiento se deben ingerir carbohidratos de rápida digestión para cumplir con el propósito de potenciar el rendimiento durante el entrenamiento.

● **Dieta cetogénica cíclica (CKD):** Se le considera la variante más complicada y de hecho la suelen practicar solamente los culturistas.

En este caso se escoge un día de cada semana para reabastecer las reservas de glucógeno y el resto de los días se sigue la dieta estándar baja en carbohidratos, moderada en proteínas y rica en grasas.

¿Es una dieta segura?

La dieta cetogénica es segura y muy provechosa. Muchos estudios lo respaldan.
Ahora bien, entre aquellas personas que presenten condiciones especiales como diabetes, epilepsia u otras enfermedades solo será segura bajo supervisión médica.

¿QUÉ ES LA CETOSIS?

La cetosis es un estado metabólico caracterizado por una elevación en la producción de cuerpos cetónicos. Mismos que se desarrollan a partir de la grasa cuando el cuerpo necesita emplear esta como fuente de energía principal porque sus reservas de glucosa se están agotando.

Comienza a producir más cuerpos cetónicos a partir del metabolismo de la grasa para usarlos como fuente de energía principal ante la carencia de su fuente energética común (La glucosa).

Es un estado excepcional ya que el organismo solo emplea sus reservas de grasa como energía cuando considera que es la opción más factible ante lo que interpreta como una posibilidad de morir de inanición. La usa como as bajo la manga, como su otra alternativa ante la disminución de la fuente principal que usa comúnmente. La usa incluso en última instancia.

En principio tratará de crear más glucosa por medio de un proceso denominado gluconeogénesis, lo que hará a partir de varios sustratos presentes en el cuerpo como por ejemplo los aminoácidos. No obstante, transcurrido cierto tiempo sin percibir alimentos considerará que crear más glucosa no es la opción más factible de la cual dispone para su supervivencia.

Tal y como se ha expresado en líneas anteriores la cetosis es un estado metabólico que ocurre en el cuerpo tras horas moderadas o prolongadas sin recibir alimento, en principio. Se puede inducir por intermedio de la dieta cetogénica y el ayuno voluntario pero se proyecta naturalmente ante una situación que interpreta como un estado de necesidad.

Ante una situación que interpreta como tal optará por actuar de la manera que le parezca más óptima para ayudarnos a sobrevivir y esa es utilizar las otras alternativas de las que dispone para usar energía, en ese caso: La grasa por ser su reserva más grande.

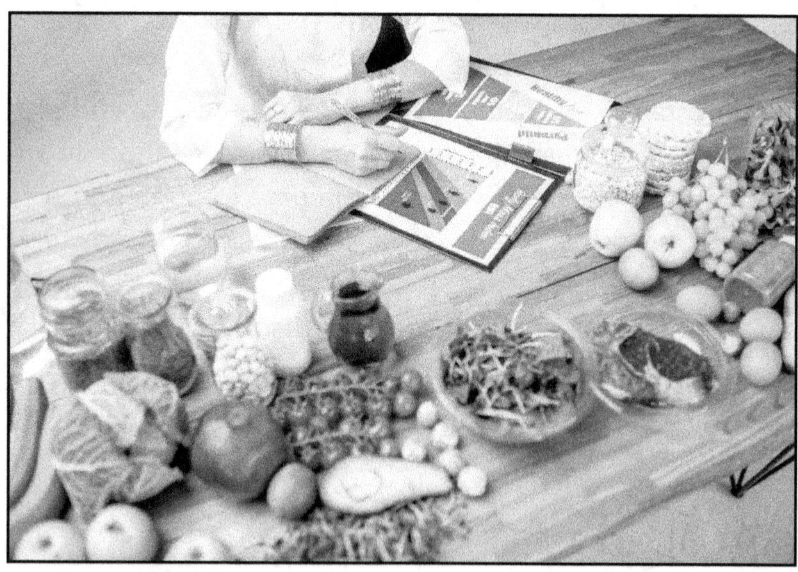

Se ilustrará esto en un ejemplo a continuación para que sea aún más sencillo de entender:

Imaginemos a un náufrago atrapado en una isla desierta sin posibilidad de alimentarse. El mismo solo puede esperar por ayuda... Mientras espera, se va debilitando debido a la falta de alimentos. Las horas van pasando y se va debilitando más y más...

Por cada día atrapado en la isla desierta sus reservas energéticas de glucosa se irán agotando por la ausencia de alimentos.

Ante esto, el organismo activará la gluconeogénesis en principio, creando glucosa por su cuenta pero, a medida que las horas sin consumir alimentos sigan aumentando considerará un riego seguir creando glucosa ya que para hacerlo tiene que extraer aminoácidos de la musculatura.

Esa no es una opción precisamente viable para sobrevivir ya que para que el náufrago pueda hacerse con alimentos necesitará sus capacidades físicas completas.

Seguir extrayendo aminoácidos de su musculatura no permitirá esto.

Además ¿Por qué esforzarse tanto en crear glucosa cuando dispone de muchas reservas de grasa que también puede usar de energía?

Es allí cuando entenderá que lo más viable es usar las reservas de grasa ya que el porcentaje de ellas dentro del cuerpo es extenso.

Se verá obligado a usarlas porque nuestro organismo es perfecto e inteligente y procura nuestro bienestar activando naturalmente los procesos que cree necesarios para asegurar nuestra supervivencia.

En esas condiciones se desarrolla la cetosis de manera natural en nuestro cuerpo.

Cuando inducimos esta para aprovecharnos de ella en nuestro beneficio el cuerpo actúa igual porque simplemente interpretará que su mejor opción será usar la reserva energética de la que cuente con mayor proporción si la alimentación no le proporciona glucosa.

En resumen la cetosis es un estado metabólico caracterizado porque el cuerpo emplea las grasas como fuente energética y no otro tipo de fuente de energía.

Se considera un cambio metabólico también porque naturalmente la grasa siempre estará siendo almacenada como reserva energética, no como fuente energética principal pero cuando se entra en cetosis se produce el cambio. El cuerpo comienza a usar las grasas como energía.

Se eleva la producción de cuerpos cetónicos en el organismo cuando esto ocurre porque el cerebro no puede emplear directamente la grasa como energía pero sí los cuerpos cetogénicos que derivan de ella cuando se entra en este estado.

Estos sí son capaces de atravesar la barrera encefálica sin inconvenientes, dotando al cerebro de tanta energía como necesite para funcionar.

Cuerpos cetónicos

Los cuerpos cetónicos no son otra cosa que compuestos químicos que nacen del metabolismo de la grasa a través de un proceso denominado cetogénesis.

Son estos compuestos y no la grasa directamente los que se convertirán en la moneda energética del cuerpo mientras dure la cetosis.

La cetogénesis se desencadena cuando las reservas de glucosa son mínimas y el cuerpo necesita usar la grasa como fuente energética. Ello principalmente porque los ácidos grasos no pueden cruzar la barrera hematoence-fálica para nutrir el cerebro de energía, algo que sí hacen

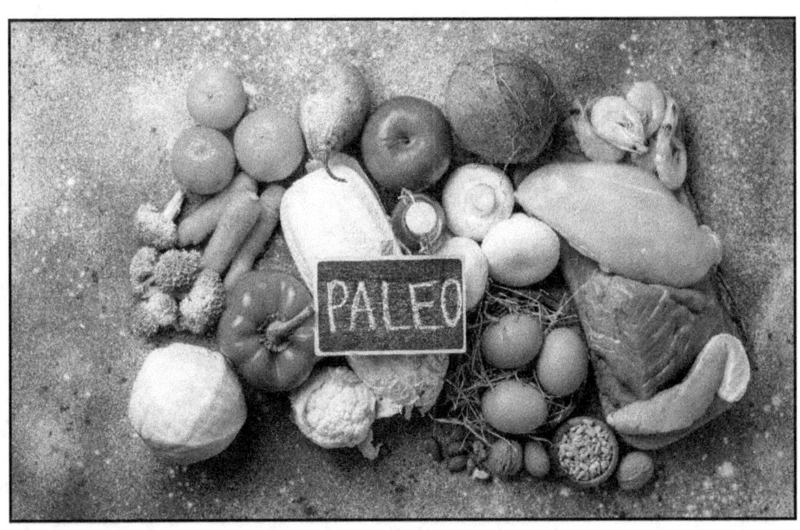

los cuerpos cetónicos brindándole a este último los requerimientos energéticos que necesita o al menos cubriéndolos en gran medida.

La presencia elevada de estos compuestos en el organismo supondrá que este ha entrado en cetosis. Por ende, los cuerpos cetónicos son de gran importancia dentro de la dieta cetogénica.

Cuando se habla de que esta es una dieta controlada tiene que ver con el hecho de que en la dieta cetogénica se controla la alimentación para procurar el desarrollo de cuerpos cetónicos en el organismo hasta que su valor derive en cetosis.

Un valor de entre 0,5 y 3 mml/L de cetonas o cuerpos cetónicos en la sangre implicará precisamente eso, que se ha entrado en cetosis y que se está en alguna fase de ella.

Se distinguen 3 tipos de cuerpos cetónicos: El acetoacetato, el beta hidroxibutirato, y la acetona.

Fases de la cetosis

Lo cierto es que el cuerpo se comporta de cierta forma al entrar en cetosis y mientras se mantiene en ese estado. Por ello, dentro de la dieta cetogénica es común escuchar sobre las fases de la cetosis.

Estas fases tienen que ver con la adaptación que va adquiriendo el cuerpo al utilizar la grasa como fuente energética. Por ende, la primera fase se da a lugar en los primeros días en los que el cuerpo entra en cetosis. Cuando el mismo aún no está acostumbrado a utilizar la grasa como fuente energética y lo hace de manera deficiente, desperdiciando muchos cuerpos cetónicos en el proceso, los cuales se oxidan y son desechados porque sencillamente el organismo no los ha sabido aprovechar.

En esta fase son comunes una serie de síntomas de los cuales se profundizará en líneas subsiguientes. Como por ejemplo: bajas de energía, sed recurrente, mareos, entre otros.

La segunda fase se da lugar después de algunas semanas de entrar en cetosis. En esa fase el cuerpo ya se ha adaptado mejor a usar la grasa como fuente energética y desecha menos cuerpos cetónicos, aprovechándolos mejor.

Se puede decir que en esta fase se va optimizando el proceso de cetosis y por ende comienzan a hacerse presentes beneficios fisiológicos.

Las bajas energéticas comienzas a desaparecer porque los niveles de energía se estabilizan, se experimenta sensación de saciedad por tiempo prolongado, se comienzan a quemar las grasas con mayor rapidez y otros síntomas.

Finalmente la tercera fase de la cetosis tiene lugar después de unos pocos meses de haber entrado en cetosis y en estos casos se aprovechan los beneficios de esta al máximo.

A tomar en cuenta: A pesar de lo explicado con anterioridad si se sigue la dieta cetogénica para bajar de peso y aumentar la salud metabólica solamente no necesariamente se necesita entrar en cetosis por meses. Basta para aprovechar sus beneficios unas cuentas semanas y repetir la dieta posteriormente un tiempo después.

¿Cómo reconocer la cetosis?

Reconocer si se ha entrado en cetosis es esencial dentro de la dieta cetogénica ya que reconociendo la cetosis sabremos si estamos siguiendo nuestra dieta correctamente.

En ese sentido puedes prestarle primeramente atención a tu cuerpo ya que cuando este ha entrado en cetosis pondrá de manifiesto una serie de síntomas, entre los que destacan:

- **Aliento particular**

Cuando el organismo de una persona ha entrado en cetosis su aliento es el primero en dar advertencia física de ello.

Pueden ocurrir tres situaciones particulares con el aliento de alguien que ha entrado en este estado metabólico:

- Que adquiera un olor ligeramente afrutado

- Que se perciba un poco metálico
- Mal aliento

Cualquiera de esas tres características es indicativa de cetosis.

La explicación en los cambios en el aliento en estos casos radica en el hecho de que dentro de los tipos existentes de cuerpos cetónicos, la acetona en sí no se puede usar como energía. Ella es una molécula volátil que en el proceso de cetosis termina siendo excretada de maneras diversas pero lo hace esencialmente por medio de la respiración.

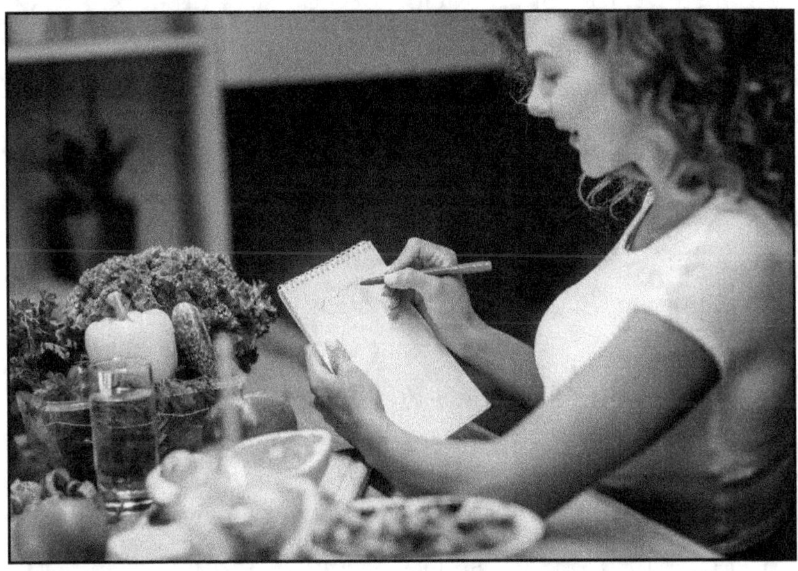

Es por eso que a la excreción misma de la acetona se le atribuye el aliento afrutado o las otras características propias que definen el aliento particular de alguien cuyo organismo ha entrado en cetosis.

Es de tener presente que este síntoma solo aparece durante los primeros días en que el cuerpo ha entrado en cetosis. Afortunadamente desaparece con el paso del tiempo.

Si estás experimentando esta dieta puedes estar seguro de que los cambios en tu aliento te estarán indicando que hace poco entraste en cetosis.

● Garganta seca, aumento en la necesidad de orinar o sudoración y sensación de sed recurrente:

Es común que las personas experimenten sequedad en la garganta, mayor liberación de líquido y un aumento en la necesidad de ingerir agua cuando su organismo entra en estado de cetosis ya que en este estado metabólico se elimina el exceso de agua y sodio presentes dentro del cuerpo, lo que ocasiona que se deshidrate más de prisa.

Esa eliminación de líquidos y sodio que se da lugar durante la cetosis tiene su explicación en el hecho de que cuando el organismo utiliza la glucosa como fuente de energía principal requiere de mucha más agua porque para estabilizar una molécula de azúcar necesita 4 de agua.
Cuando entra en cetosis no requiere de tanta agua porque el azúcar disminuye, por ende, debe liberar el exceso.

Si aumentan tus ganas de orinar, comienzas a sudar más de lo que hacías con regularidad y tu cuerpo comienza a pedir líquido con mayor frecuencia puede ser indicativo de que hayas entrado en cetosis debido a las razones anteriormente explicadas.

● Saciedad

Otra de las características propias de un cuerpo que ha entrado en cetosis es la sensación de saciedad o falta de apetito que durará durante más horas a las que se solía estar acostumbrado.

La explicación ante esto es que los mismos cuerpos cetónicos poseen una especie de poder supresor del apetito muy efectivo.

Si experimentabas hambre y antojos recurrentes antes de practicar la dieta cetogénica verás que estos desaparecerán cuando lleves a cabo esta dieta particular. Eso será indicativo de que has entrado en cetosis.

● Estreñimiento

Es común que se padezca de estreñimiento cuando el cuerpo ha entrado en cetosis así que esta es otra característica que puedes tomar en cuenta para saber si has entrado en cetosis.

● Mareos

La cetosis no deja de ser un cambio. El organismo simplemente no está acostumbrado a emplear la grasa como fuente energética y, cuando comienza a metabolizar esta para usarla de energía porque no tiene otra opción en principio la emplea de manera ineficiente. Hasta que se adapta. Por ello, ante la baja de glucosa que supone la dieta cetogénica y la inefectividad para emplear la grasa como fuente energética durante los primeros días de la cetosis se suelen producir estos mareos o incluso, un agotamiento desmedido.

La presencia de mareos y cansancio es indicativa de que se ha entrado en cetosis pero este es un síntoma que se presenta solo en principiantes dentro de la dieta cetogénica.

Una vez que el cuerpo se ha adaptado a la cetosis estos síntomas simplemente dejan de presentarse.

Todos los anteriores son síntomas de los que te puedes apoyar para conocer si ya tu cuerpo ha entrado en cetosis. No obstante, si deseas métodos más precisos estos también existen.

En realidad existen métodos variados para medir los cuerpos cetónicos en el organismo. Con estos métodos podrás saber si has entrado en cetosis o medir los niveles de cuerpos cetónicos cada cierto tiempo para saber si has entrado a alguna fase característica de esta, aún después de que ya conozcas que has entrado en dicho estado metabólico.

Se hablará sobre esto en el apartado siguiente.

Medición de cuerpos cetónicos:

El nivel de cuerpos cetónicos en el organismo se puede conocer a través de los siguientes métodos:

● **Tiras reactivas para medir la orina:**

Se trata de tiras especiales hechas con papel reactivo. Mismas que adquieren una tonalidad diferente dependiendo del nivel de cuerpos cetónicos que puedan identificar en la orina.

Mientras más oscuro sea el color que adquieran mayor presencia de cuerpos cetónicos habrá en esta.

El nivel de cuerpos cetónicos presentes en la orina no necesariamente será indicativo del nivel de estos en la sangre, que es el que verdaderamente nos puede indicar si hemos entrado en cetosis de manera más acertada, aunque nos puede dar una idea acertada pero solo en los primeros días y cuando se es primerizo en experimentar la dieta cetogénica.

Lo anterior se debe al hecho de que al medir los cuerpos cetónicos presentes en la orina estaremos midiendo realmente el nivel de aquellos que han sido desechados ya sea porque se han oxidado debido a que el cuerpo aún no se ha adaptado a utilizar idóneamente la grasa como fuente energética o a que se están produciendo más cuerpos cetónicos de los que realmente se necesitan.

Ciertamente un nivel elevado de cuerpos cetónicos en la orina debería ser indicativo de que existe un nivel elevado de estos en la sangre y de que por ende, se ha entrado en cetosis. Sin embargo, este método no es del todo efectivo para determinar si se ha entrado en cetosis porque no es preciso ya que algunas condiciones pueden alterar los resultados, como el que se haya bebido mucho líquido al momento de realizar la prueba, lo que puede derivar en alteraciones en el color de las tiras al hacer reacción.

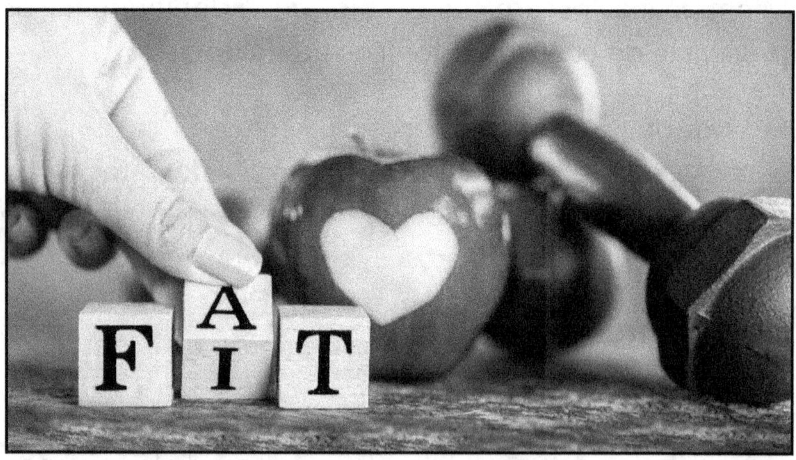

Hay que tener presente que se recomienda emplear este método solo entre los principiantes de la dieta cetogénica o respecto a aquellos que no hayan estado llevando a cabo la misma por un período de varios meses debido a que a medida que el cuerpo se adapta a entrar en cetosis elimina menos cuerpos cetónicos y por ende, cuando eso sucede ya no se reflejará en la orina los niveles de estos en la sangre.

Puedes adquirir estas tiras reactivas en cualquier farmacia. Usarlas es tan sencillo como hacerse una prueba de embarazo mediante el análisis de la orina.

Sigue las siguientes indicaciones:

a) Orina en un recipiente

b) Humedece parte de la tira con la orina del recipiente

c) Deja reposar por espacio de 15 segundos

d) Cuando la tira cambie de color comprueba el resultado verificando la tonalidad del color adquirido con el envase del producto, el cual indicará el estimado de cuerpos cetónicos presentes en la orina.

Las tonalidades más claras (Rosado claro) indican que se está fuera de cetosis. Es decir, que el cuerpo aún no ha entrado en ese estado metabólico mientras que las tonalidades más oscuras indican que hay mayor presencia de cuerpos cetónicos en el organismo. Revelando que se ha entrado en cetosis o incluso que se ha llegado a cierta fase de ese estado metabólico según el grado de oscuridad que denote la tonalidad de la tira reactiva.

- Medidor de cetonas en el aliento

Algunos cuerpos cetónico se excretan por la respiración, tal y como se ha hecho mención antes. Esto hace posible que se pueda estimar un nivel de cetonas en el cuerpo por intermedio de un aparato especial capaz de medir la presencia de estas en el aliento.

Mientras mayor nivel de cetonas estén presentes en el aliento más probable es que se haya entrado en cetosis.

Medir el nivel de cetonas en el aliento es tan sencillo como adquirir uno de esos aparatos especiales, conectarlo a un ordenador por medio del USB y soplar hasta que aparezcan los resultados. En cuestión de segundos tendrás un valor ante tus ojos.

Este es un método fácil para medir los cuerpos cetónicos en el organismo pero en realidad es el menos fiable de todos.

- Análisis de sangre

Medir el nivel de cuerpos cetónicos en la sangre es la opción más viable para saber con precisión la cantidad o el nivel de estos compuestos en el organismo y por ende, para conocer si se ha entrado en cetosis o en qué fase de la cetosis se está.

Por supuesto los exámenes de este tipo se pueden realizar en laboratorios pero no es necesario. De hecho, sería poco práctico que tuvieses que recurrir con frecuencia a sacarte la sangre en un laboratorio por un análisis como este.

En las farmacias es posible encontrar aparatos especiales para ello.

Se trata de aparatos similares a un glucómetro que requieren de una pequeña gota de sangre a objeto de realizar el análisis.

El inconveniente de este método radica en que es costoso ya que necesita de tiras especiales que no se pueden reutilizar y que tienen un valor elevado.

¿Es necesaria una medición precisa?

No es necesario conocer con exactitud la cantidad de cuerpos cetónicos en el organismo si se está siguiendo la dieta cetogénica con el fin de quemar grasa y potenciar la salud metabólica. No se puede decir lo mismo de aquellas personas que sigan la dieta bajo receta médica y con la intención de mejorar su condición con respecto a alguna enfermedad.

Con lo anterior se quiere recalcar que si no estás bajo una estricta supervisión médica no necesitarías medir los niveles de cuerpos cetónicos en tu organismo salvo para conocer si has entrado en cetosis.

Con ese simple propósito hasta el más impreciso de los métodos anteriormente descritos (El medidor de cuerpos cetónicos a través del aliento) te será útil.

En ese caso te bastará con saber que los niveles de cuerpos cetónicos en tu organismo se han elevado. Eso ya será indicativo de cetosis.

Reconociendo los síntomas propios de la cetosis que se han descrito en líneas anteriores puede ser también suficiente para esto. Sin necesidad de acudir a un aparato o método de medición.

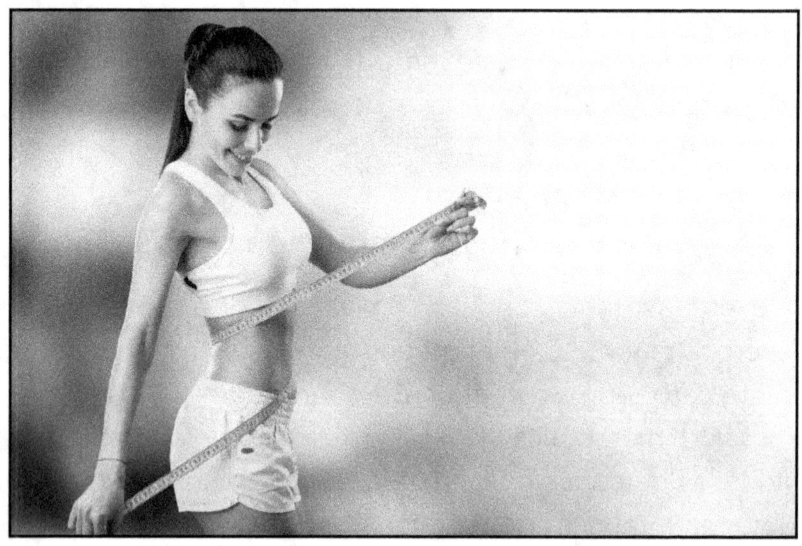

Con que tu cuerpo comience a mostrar los síntomas propios de la cetosis bastará para que reconozcas que has entrado en ella.

Ahora bien, bajo revisión médica o si por cualquier circunstancia tienes interés particular en conocer en qué fase de la cetosis estás, si será necesaria la medición. Caso en el cual el método más preciso y recomendable será el análisis de sangre.

BENEFICIOS DE LA DIETA CETOGÉNICA

Numerables son los beneficios de esta dieta maravillosa. Los mismos se describirán a continuación:

- Pérdida de peso

El beneficio más conocido y que atrae más adeptos a esta dieta especial es precisamente la pérdida de peso.

La dieta cetogénica ayuda a bajar de peso porque mientras el organismo usa la grasa como fuente de energía principal, la está quemando, evitando que se acumule y aumente nuestro peso corporal. Es por ello que esta dieta es ideal para combatir el sobrepeso sin mayor esfuerzo.

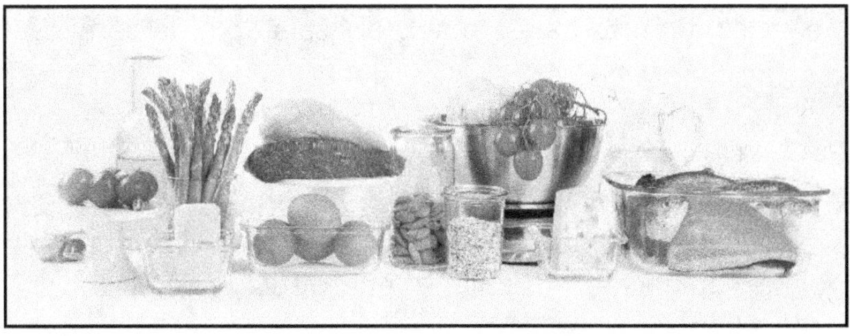

No solo se puede bajar de peso con esta dieta sino que esto puede hacerse más rápidamente y con mayor efectividad en comparación con otro tipo de dietas.

Estudios sugieren que este tipo de dieta ayuda a perder 2,2 veces más de peso que las dietas que requieren una reducción en calorías y grasas.

Además de lo anterior, si bien es cierto otras dietas como las ricas en proteínas, por ejemplo, resultan también efectivas para bajar de peso, no es menos cierto que la dieta keto ha demostrado una mayor efectividad en comparación a ellas debido al poder saciante del aumento de cetonas en el organismo.

Mientras que muchos de los que se someten a otros regímenes alimenticios vuelven a subir de peso una vez que han logrado bajarlo, esto no ocurre entre los que siguen correctamente la dieta cetogénica ya que esta dieta les ayuda a superar la ansiedad por comer constantemente.

Quienes la siguen correctamente difícilmente vuelven a aumentar los kilos de más perdidos simplemente porque no se sentirán tentados a sobrepasarse con la comida o los carbohidratos.

- Mayor rendimiento energético

Otro de los beneficios de la dieta cetogénica tiene que ver con un mayor rendimiento energético.

Con esta dieta obtendrás energía de manera más estable que la que obtienes de la glucosa y evitarás los vaivenes de energía propios de cuando el cuerpo emplea esta última como fuente energética principal.

Esos vaivenes comunes de cuando el organismo emplea glucosa como fuente energética devienen del hecho de que cuando se ingieren muchos carbohidratos consecuentemente se elevan los niveles de glucosa en la sangre.

Ante esta situación el páncreas no tiene otra opción que segregar insulina a objeto de reducir los niveles altos de glucosa perjudiciales.

Nuestro organismo no puede almacenar demasiada glucosa. Por eso es normal que en niveles demasiado altos se resista a captar más de esta. El páncreas intenta entonces segregar aún más insulina para contrarrestar los niveles altos de glucosa y eso puede ocasionar hipoglucemia o bajas de azúcar súbitas. Mismas que derivan en bajones de energía que a su vez ocasionan que entremos en un círculo vicioso perjudicial.

¿Por qué? Porque la hipoglucemia despierta el apetito y si respondemos a ello ingiriendo más carbohidratos simplemente todo se vuelve a repetir.

De cualquier forma no solo por ello la dieta cetogénica implica mayor rendimiento energético sino que lo hace también porque la grasa como energía tarda más en quemarse que la glucemia.

- Saciedad

Las cetonas tienen la capacidad de suprimir el apetito. Es por ello que los que siguen la dieta cetogénica difícilmente sufren de hambre.

El nivel elevado de cetonas en su organismo, propio de cuando este entra en cetosis acarrea un poder saciante en ellos.

Gracias a esto con la dieta cetogénica es posible combatir y superar la ansiedad por comer que difícilmente superan los que se someten a otro tipo de dietas.

- Claridad mental

Los cuerpos cetónicos le brindan a nuestro cerebro energía más estable para funcionar. Como resultado de ello otro de los beneficios de la dieta cetogénica que logra atraer tantos adeptos a esta como el beneficio de la pérdida de peso es que gracias a ella se puede llegar a obtener una claridad mental envidiable; traducida en mayor capacidad de concentración.

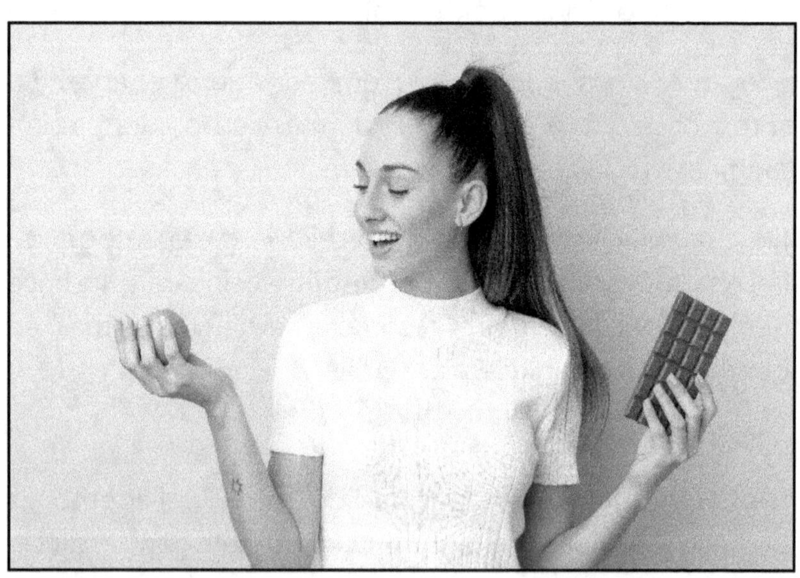

Algunos practican la dieta cetogénica solo por el mero interés de beneficiarse de esta ventaja. No obstante, este es un beneficio propio de cuando el cuerpo ya se ha adaptado a entrar en cetosis. Mientras aún no se acostumbra y emplea los cuerpos cetónicos de manera ineficiente, puede ocurrir justo lo contrario.

- Reducción del estrés oxidativo

Para entender este beneficio necesitamos comprender primeramente qué es la oxidación.

La oxidación consiste en un proceso bioquímico fundamental para la vida, caracterizado por participar y cumplir un rol significativo en la obtención de energía celular.

Si este proceso sucede en exceso se desencadena el estrés oxidativo; una especie de variación bioquímica que se asocia a trastornos como la depresión o enfermedades degenerativas como el Alzheimer.

Se puede decir entonces que la dieta cetogénica ayuda a combatir precisamente esa clase de trastornos o enfermedades ya que los cuerpos cetogénicos pueden reducir el estrés oxidativo y su impacto sobre nuestro organismo.

¿Cómo? Contribuyen a esa reducción por el mero hecho de que producen menos radicales libres que los que produce la glucosa.

Además, con la cetosis la producción de algunas enzimas antioxidantres como el superóxido dismutasa o la catalasa se incrementa.

Esas enzimas también ayudan a combatir los radicales libres y por ende, la oxidación.

Tendrás menos probabilidades de sufrir de depresión o trastornosdegenerativos si eliges seguir la dieta cetogénica.

- **Mejoras en la sensibilidad a la insulina**

La dieta cetogénica ha sido asociada con mejoras en la sensibilidad a la insulina. Sensibilidad que los pacientes que padecen de diabetes tipo II y otras enfermedades, suelen perder.

Si no se elevan demasiado los niveles de glucosa en el cuerpo nuestro organismo no tendrá la necesidad de segregar insulina a niveles altos. Si mantiene los niveles de insulina bajos por más tiempo del que estaba acostumbrado empezarán a producirse receptores nuevos que contribuirán a recuperar la sensibilidad.

Las mejoras en la sensibilidad a la insulina traen consigo mejoras en la condición de los diabéticos en general y por ende, los beneficia, contribuyendo a una mejor calidad de vida para ellos.

La dieta cetogénica contribuye a que los niveles de glucosa se mantengan bajos y a que el proceso de receptores nuevos se lleve a cabo a raíz de ello. De allí surge este beneficio de seguir esta dieta especial.

Ahora bien es importante aclarar que como forma de mejorar la condición de pacientes con diabetes la dieta cetogénica suele ser sugerida por un médico y requiere de su supervisión.

- Disminución del riesgo de padecer enfermedades crónicas

Muchas de las condiciones que perciben una mejoría con la dieta cetogénica como por ejemplo: el sobrepeso, la resistencia a la insulina o el estrés oxidativo son causal de enfermedades diversas como la diabetes, enfermedades neurodegenerativas, enfermedades coronarias, cardiovasculares e incluso, el cáncer.

Es por ello que la dieta cetogénica se asocia con un menor riesgo de padecer enfermedades de los tipos enunciados anteriormente.

- Alivio de los efectos secundarios de los tratamientos contra el cancer

En lo que al cáncer se refiere, se ha estudiado la implementación de la dieta cetogénica a fin de proporcionar alivio ante los efectos secundarios de los tratamientos agresivos propios de esta enfermedad (Quimioterapia, radioterapia y los efectos secundarios derivados de ellas). Esto con buenos resultados.

- ## Mejoras entre los que padecen epilepsia

Desde tiempos remotos la dieta cetogénica ha sido prescrita por médicos especialistas a los pacientes con epilepsia porque puede reducir significativamente las crisis epilépticas en los niños.

- ## Previene la disfunción mitocondrial

Dentro de nuestro organismo las mitocondrias (Orgánulos celulares) cumplen funciones muy relevantes. Una de ellas tiene que ver con su participación activa en el proceso de generar energía en forma de ATP.

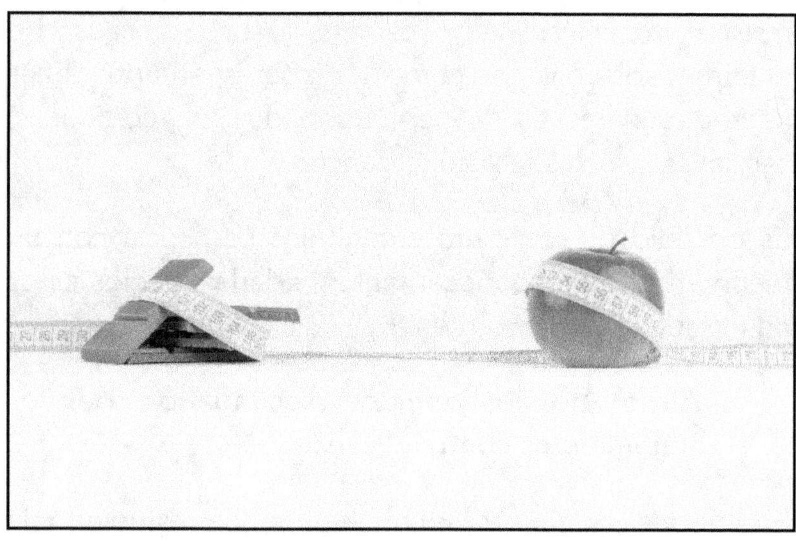

Ahora bien, la obesidad y otros factores puede desencadenar algo llamado: Disfunción mitocondrial, que se relaciona con un funcionamiento deficiente de las mitocondrias o con su escasez. Cuando hay deficiencia o escasez de mitocondrias surgen problemas para oxidar la grasa porque este padecimiento facilita su acumulación y hace al organismo dependiente de la glucosa como única fuente energética, ya que esta no necesita de mitocondrias.

Esto desencadenará sobrepeso entre los que padecen de este problema. Les resultará muy difícil rebajar.

Por si fuera poco las mitocondrias disfuncionales producen muchos radicales libres y se asocian a múltiples enfermedades como: la diabetes, el cáncer, migrañas, infertilidad y más.

La dieta cetogénica previene la disfunción mitocondrial porque aumenta el desarrollo o producción de mitocondrias.

- **Mejoras entre quienes padecen de acné**

Los que practican la dieta cetogénica previenen el acné o mejoran su condición debido a la disminución de azúcar y alimentos procesados en su alimentación y a la reducción de los niveles de insulina en el organismo.

¿No te gustaría aprovechar todos estos beneficios que la dieta cetogénica te puede proporcionar?

Como has podido apreciar en las líneas previas, se trata de beneficios que van más allá de bajar de peso. La dieta cetogénica puede potenciar tu salud de muchas otras maneras. Vale la pena probarla. Los que lo hacen no se arrepienten de ello.

EFECTOS SECUNDARIOS DE LA DIETA CETOGÉNICA

Nuestro organismo no está adaptado a emplear la grasa como fuente de energía principal. Por ello, cuando nos iniciamos en la dieta cetogénica nos encontramos con variedad de efectos secundarios producto del proceso de adaptación por el cual nuestro cuerpo atraviesa cuando los cuerpos cetónicos empiezan a aumentar y los niveles de glucosa, a disminuir.

Ciertamente nuestro organismo se tomará su tiempo. Para entrar en cetosis se tomará unos cuantos días.

Mientras se adapta a la nueva novedad (Disminución de la ingesta de carbohidratos y por ende, de los hidratos de carbono de los que obtenía energía) intentará en un principio desarrollar más glucosa por su cuenta, luego entrará en cetosis pero no procesará bien los cuerpos cetónicos hasta que se adecue a hacerlo correctamente.

Los usará en principio con poca eficiencia y a medida que pasen los días lo irá haciendo cada vez con mayor eficacia pero, mientras se adapta a emplearlos eficientemente atravesará por una serie de efectos.

No usará la grasa hasta que comprenda que necesita hacerlo así que tendremos que lidiar en principio con las consecuencias del desgaste de energía que supondrá la disminución de la que era hasta entonces nuestra fuente de energía principal: La glucosa.

Cuando empiece a usarla tendremos que lidiar con que no lo hará de manera eficiente; desechando la mayoría de los cuerpos cetónicos que se desarrollen.

Además, sufrirá efectos también por la abstinencia hacia los carbohidratos que estaba acostumbrado a percibir en abundancia y que ahora le escasean.

Todo ello desencadena en los siguientes efectos secundarios que no son otra cosa que problemas comunes con los que se encontrará cualquier persona que se desee iniciar en este tipo especial de dieta.

Claro está, el organismo de cada persona es distinto así que habrá personas que experimentarán pocos de estos efectos o que lo harán en menor intensidad con respecto a otras que presentarán síntomas más intensos.

Sea cual sea el caso los problemas típicos que acarrea el iniciarse en la dieta cetogénica son los siguientes:

- Gripe cetogénica

La gripe cetogénica, mejor conocida como gripe ceto, de manera abreviada. Tiene que ver con una serie de sintomatologías que presentan quienes se inician en la dieta cetogénica mientras el cuerpo se adapta al proceso como tal.

El cerebro tardará varios días en aumentar su consumo de cuerpos cetónicos después de iniciada la dieta, luego, cuando se encuentren en un nivel elevado y necesite usarlos como energía lo hará de manera ineficaz hasta que la adaptación se dé a lugar.

Los músculos también necesitarán adaptarse a quemar eficientemente la grasa.

Todo lo anterior deviene en los síntomas mencionados, los cuales son:

- Fatiga o letargo genera
- Antojos por cosas dulces
- Falta de concentración y rendimiento mental
- Mareos
- Irritabilidad
- Palpitaciones
- Problemas estomacales o movimientos intestinales irregulares
- Dolores musculares
- Calambres

Es de mencionar que la gripe ceto es común en los primeros días de iniciarse la dieta y mientras el cuerpo se adapta a la cetosis.

Algunos de los síntomas mencionados antes se presentan previamente a que el cuerpo logre entrar en cetosis y derivan del hecho de que nos estamos quedando sin energía, ya que los niveles de nuestra fuente principal han disminuido y el cuerpo aún no puede usar la grasa para abastecernos de combustible vital.

Otros se presentan por la abstinencia a los carbohidratos o la baja de azúcar misma producto de su disminución en la dieta.

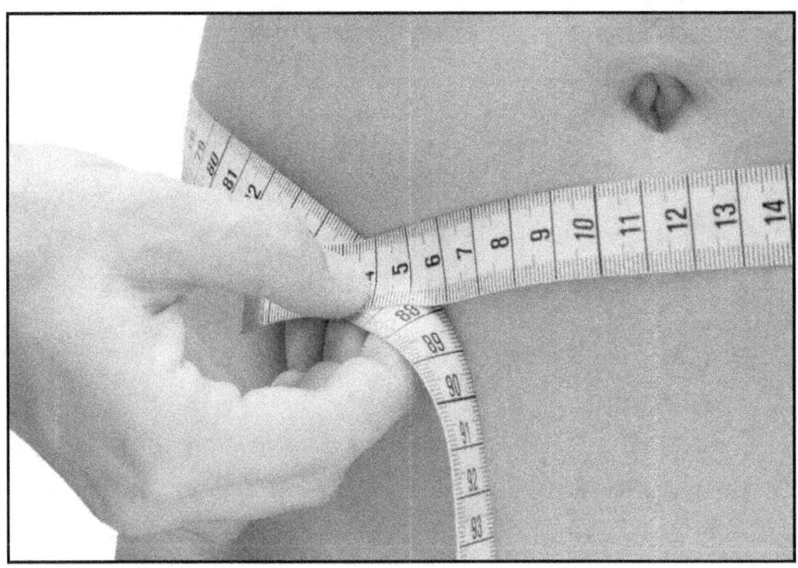

No existe un tiempo de duración concreto entorno a este malestar. De hecho, la duración de esta gripe variará de persona en persona según su propio metabolismo y dependiendo de las acciones que se tomen para mermar los síntomas en cuestión.

- Estreñimiento

Tal y como se ha hecho mención en líneas previas la cetosis implica en principio una pérdida de líquidos y electrolitos importante, lo que consecuentemente causa estreñimiento mientras el cuerpo se adapta a la cetosis, siendo este otro de los efectos secundarios de esta dieta.

- **Mal aliento o aliento afrutado**

Cuando el cuerpo excreta las cetonas, lo que hace con mucha frecuencia mientras se adapta a la cetosis porque no puede usar los cuerpos cetónicos como se debe, lo hace por la orina y la respiración principalmente y eso ocasiona una sensación de aliento afrutado o mal aliento en algunos casos.

Además, como también se segregan por el sudor es posible que el olor corporal como tal se haga más fuerte también.

- **Insomnio**

Iniciarse en la dieta cetogénica puede traer consigo insomnio porque la falta de adaptación del organismo a la cetosis puede influir en una elevación del cortisol (Hormona que se libera ante el estrés y que se asocia con trastornos en el descanso).

- **Hambre**

Ciertamente una vez que tu cuerpo se adapte a la cetosis sentirás una sensación de saciedad prolongada que te hará olvidarte de los antojos y evitará que pases hambre pero, mientras ocurre la adaptación tendrás que luchar con el hambre, como ocurre con cualquier otra dieta.

Esto es algo común ante cualquier cambio en la alimentación.

- Estancamiento en la pérdida de peso

Este efecto secundario no es tan común. De hecho, puede implicar que algo estás haciendo mal con tu dieta aunque también influyen en su aparición factores como el estrés. Tiene que ver con el hecho de que se estanque la pérdida de peso que supone la dieta cetogénica.

Ella implica quemar grasas muy rápidamente. Si, este proceso se relentiza después de pocas semanas de haber iniciado la dieta algo va mal.

Como resolver los problemas más comunes de la dieta cetogénica

En el apartado anterior se describieron los efectos secundarios de la dieta cetogénica; los cuales constituyen los problemas comunes que surgen cuando se inicia en ella.

Este apartado estará dedicado por su parte, a explicar la solución ante estos problemas.

No te preocupes; tomando medidas sencillas podrás contrarrestar cualquier síntoma molesto que se presente en tu cuerpo mientras se está adaptando a usar la grasa como fuente energética.

- Solución ante la Gripe cetogénica

La diversidad de síntomas que engloban la gripe cetogénica pueden obtener una mejoría con la ingesta de abundante líquido y sodio.

Algunos optan por beber agua con una cucharadita de sal añadida. Esta medida es efectiva para obtener un alivio a los síntomas con rapidez pero es necesario combinarla con la ingesta de por lo menos dos litros de líquido diarios.

Se debe dar prioridad al agua propiamente pero también cuenta el líquido derivado de las bebidas permitidas en esta dieta (Verificar bebidas permitidas en el apartado correspondiente). También es posible que te haga falta añadir un poco más de carbohidrato a tu dieta.

Si durante varios días la suma del carbohidrato neto que ingieres a diario ha sido menor a 20 gramos prueba añadir unos 10 gramos más o incluso hasta 15. Esto especialmente si realizas mucha actividad física.

Ciertamente mientras menos carbohidratos ingieras más rápido entrarás en cetosis pero no necesitas apresurar a tu cuerpo. Lo ideal es que te sientas lo más saludable posible así que no exageres y toma en cuenta esta recomendación para aliviar la intensidad de los síntomas de la gripe ceto que pueden ser realmente desgastantes.

Tomar suplementos de magnesio resulta por su parte efectivo para aliviar ciertos síntomas en específico: Como los calambres o los movimientos intestinales irregulares.

- Solución al Estreñimiento

Para solucionar el estreñimiento asegúrate de añadir suficientes verduras permitidas en tu menú diario (Verificar las verduras permitidas en el apartado correspondiente).

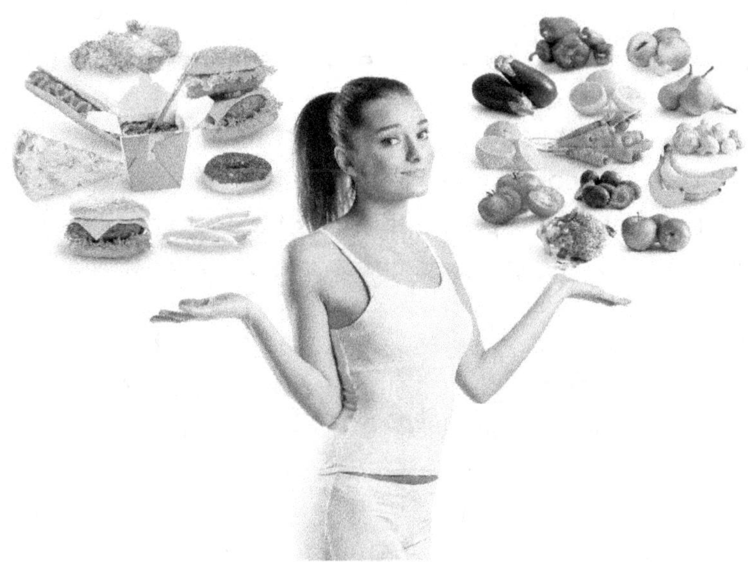

También investiga de entre los alimentos permitidos cuales son los más ricos en magnesio y aumenta su ingesta.

Si así lo prefieres en lugar de lo anterior puedes tomar suplementos con óxido de magnesio, los cuales tienen un efecto laxante poderoso.

- **¿Cómo combatir el mal aliento o aliento afrutado?**

Este síntoma es realmente inconveniente pero desaparece con el tiempo. Mientras ocurre podrías disfrazar el olor masticando chicle sin azúcar.

- **Solución ante el Insomnio**

Tomar suficientes electrolitos o un suplemento de magnesio antes de ir a dormir puede solucionar el problema.

- Solución a los antojos o el hambre

Ante esto tienes que tener fuerza de voluntad.

Cuando tu cuerpo se adapte a la cetosis no tendrás esa ansiedad por comer que seguramente siempre te ha caracterizado y que representará un obstáculo para ti mientras tu organismo entra en cetosis y se adapta a ella.

Lo que ocurre es que esos antojos o hambre generalmente esconden el deseo de percibir cierto sabor. Extrañarás los dulces, bollería, etc si estabas adaptado a comerlos. Intenta mantenerte distraído.

Si no puedes soportarlos recurre mejor a bebidas permitidas dentro de esta dieta en lugar de sucumbir ante un antojo que te impida entrar en cetosis o que te saque de ella.

- Solución ante el estancamiento en la pérdida de peso

Este estancamiento puede surgir por varios factores. Uno de ellos es el estrés. Si es tu caso prueba descansar lo suficiente y realizar actividades destinadas a relajarte.

Los suplementos de magnesio también tienen un efecto relajante así que podrías acudir a ellos.

Por otro lado este estancamiento puede derivar también en que tu ingesta calórica se haya elevado de más.

La dieta cetogénica no requiere que cuentes las calorías compulsivamente pero ante este estancamiento deberías hacerlo para precisar si allí radica el problema.

Haz la prueba de recortar unas 200 calorías de tu ingesta de comida diaria. Lo más probable es que de esa forma superes el estancamiento.

Mitos falsos

Entre los mitos falsos que suelen circular entorno a la dieta cetogénica destacan los dos que trataremos a continuación:

- Es una dieta que se basa en eliminar los carbohidratos.

Como ya habrás podido apreciar antes, este mito es falso porque si bien es cierto con la dieta cetogénica debemos reducir la ingesta de carbohidratos a la mínima expresión, esto nada tiene que ver con eliminarlos.

Nuestro organismo los necesita, no podemos prescindir de ellos en su totalidad.

- Es una dieta peligrosa porque implica comer muchas grasas y las grasas son perjudiciales para la salud.

Nuestro cuerpo necesita de los ácidos grasos para cumplir cabalmente muchas de sus funciones. Por ello, consumir grasas no es perjudicial. De hecho, lo necesitamos.

Especialmente porque existen ácidos grasos esenciales para nuestra salud que no podemos obtener de otra fuente si no de los alimentos grasosos o ricos en grasas.

Existen eso sí, grasas buenas y grasas malas. Para asegurar nuestra salud entorno a la dieta cetogénica siempre debemos optar por grasas de calidad y de las fuentes más saludables existentes.

¿QUÉ COMER EN UNA DIETA CETOGÉNICA?

Este es quizás uno de los temas más relevantes a la hora de querer implementar una dieta como esta y es realmente un tema de gran importancia en el sentido de que la dieta cetogénica no admite trampas ni errores.

Tu cuerpo saldrá de cetosis o no entrará en ella si descuidas tu alimentación aunque sea un poco. Por eso debes tener especial cuidado con los alimentos que ingieres si realmente deseas aprovechar el mecanismo de tu cuerpo para bajar de peso y potenciar tu salud.

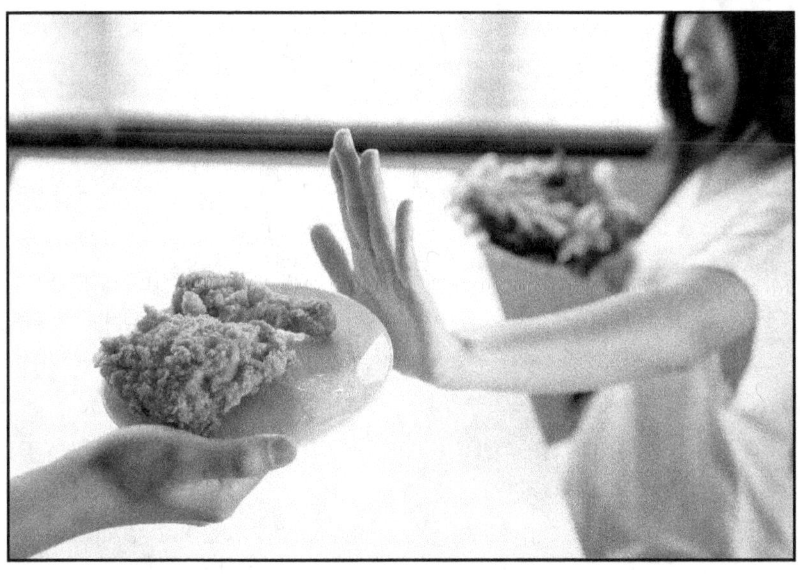

A lo largo de todo el escrito se ha hecho énfasis en que esta dieta implica un consumo elevado de grasas buenas, moderado en proteínas y escaso en carbohidratos pero ¿Sabes lo que implica realmente? ¿Sabes cuáles son los alimentos que poseen menos carbohidratos para que puedas incluir la cantidad máxima permitida de estos en tu dieta sin que salgas de cetosis? ¿Sabes cuáles son los alimentos contentivos de grasas buenas? ¿Sabes de cuáles alimentos deberías mejor prescindir?

La realidad es que pueden presentarse miles de dudas al momento de llevar a cabo la dieta en cuestión... Al momento de organizar el menú que seguiremos.

Es fácil recordar las reglas pero no es tan fácil determinar lo que realmente implica seguir estas. Por eso en este apartado se revelarán con detalle los alimentos idóneos para seguir correctamente una dieta keto.

Lo cierto es que si analizamos a detalle lo que supone esta dieta técnicamente podemos consumir cualquier alimento no ultraprocesado mientras sigamos la regla de no exceder el límite máximo diario permitido de carbohidratos (30 gramos máximos en la mayoría de los casos aunque, como se ha explicado anteriormente el máximo requerido puede variar de persona en persona según su edad, peso, condición física y otros factores y por eso es recomendable acudir a un médico a objeto de conocer con exactitud el valor máximo preciso a que debemos apegarnos al seguir esta dieta). No obstante, lo idóneo es tener en cuenta los alimentos más propicios para ayudar al cuerpo a entrar en cetosis y para proporcionarle a su vez todos los nutrientes esenciales al cuerpo.

En tal sentido dentro de la dieta cetogénica puedes comer:

● **Huevos**

Los huevos serán tus grandes aliados dentro de la dieta cetogénica y de hecho lo son dentro de la mayoría de las dietas ya que son especialmente saludables.

Su valor nutricional es muy amplio: Tienen un aporte proteico muy bueno, son bajos en carbohidratos o lo que es lo mismo, en hidratos de carbono (Apenas aportan un 0,68 de estos. Un valor realmente mínimo), de ellos podemos obtener grasa buena (De su yema) y una gran variedad de minerales necesarios para el correcto funcionamiento de nuestro cuerpo.

Son sencillamente, muy nutritivos; un alimento muy completo.

Son muy populares entorno a la dieta cetogénica en particular debido a su aporte escaso de carbohidratos y bueno en proteínas y grasa y por ello si verificas tus redes sociales o por cualquier otro medio recetas propias de la dieta keto encontrarás que una gran diversidad de ellas contiene huevos entre los ingredientes necesarios para su preparación.

Puedes elegir del tipo que sea: De gallina, de pato, de codorniz... Pero escoge preferiblemente huevos orgánicos ya que son más saludables; libres de químicos.

Prepáralos como mejor te guste siempre y cuando no los sazones con ingredientes que te brinden un aporte alto en carbohidratos.

● Carnes

Dentro de la dieta cetogénica los distintos tipos de carnes están permitidos casi en su totalidad. Se permite el consumo de carne tanto roja como blanca, siempre y cuando no se trate de carnes procesadas. De hecho, la opción más idónea para consumir carne dentro de la dieta cetogénica es la carne orgánica o ecológica; libre de procesos industriales característicos de la producción de la carne en general, que solo terminan contaminando esta con químicos.

Si tienes la opción de conseguir carne de animales que hayan estado viviendo en modo salvaje o que hayan sido criados en granjas ecológicas en donde hayan podido pastar y vivir con tranquilidad, mejor. Estas son carnes de mejor calidad.

Las carnes comúnmente suelen ser bajas en carbohidratos y ricas en grasas buenas y proteínas, lo que las hace perfectas en esta dieta aunque hay que prestar atención al aporte de proteínas que traen consigo ya que no debemos olvidar que estas últimas solo pueden consumirse con moderación dentro de esta dieta particular.

En ese sentido, hay que consumirlas de esa forma precisamente, con algo de moderación.

Mientras se trate de carne fresca puedes elegir a tu gusto:

- **Carnes rojas**: De cerdo, de vaca, órganos variados...

- **Carnes blancas**: De pollo, de pavo, de conejo, de ovejo...

- Bacon

- **Pescados grasos**

Así como ocurre con las carnes, los pescados grasos están permitidos casi en su totalidad en la dieta cetogénica por su alto valor en grasas buenas: Omega 3, su bajo aporte en carbohidratos y por ser ricos en proteínas. No obstante, lo ideal es elegir aquellos que realmente tengan un rico aporte en omega 3 y que posean menos mercurio.

Dale prioridad al Salmón, las sardinas, las truchas y a la caballa. Ya que su valor en carbohidratos es menor con respecto a otros pescados.

Si moderas su consumo también puedes incluir en tu menú: Atún, pargo, marlín, rape y corvina.

No olvides que debes elegir los pescados frescos.

Es aceptable su consumo en conservas pero siempre que sean en aceite de oliva o en agua y solo si se consumen con moderación.

● **Productos lácteos**

Los productos lácteos abundan en el mercado. La leche y la mayoría de los productos lácteos son excelentes dentro de la dieta cetogénica ya que contienen ácidos grasos diversos. No obstante, algunos de ellos no son recomendables por su valor calórico y por su elevado nivel de lactosa, que es el azúcar de la leche.

En la dieta cetogénica no solo debemos controlar el consumo de carbohidratos sino también de azúcares ya que estas elevan por supuesto, los valores de glucosa en el organismo.

Debido a lo anterior, los productos lácteos recomendados en la dieta keto son los derivados de la leche fermentada como el yogurt o el kéfir y los quesos no procesados como el mozzarella, el cheddar, el queso azul, el queso de cabra, el queso suizo, el feta, entre otros.

Por regla general mientras más curados estén los quesos menor nivel de carbohidratos aportarán. Es algo que debes tener también presente.

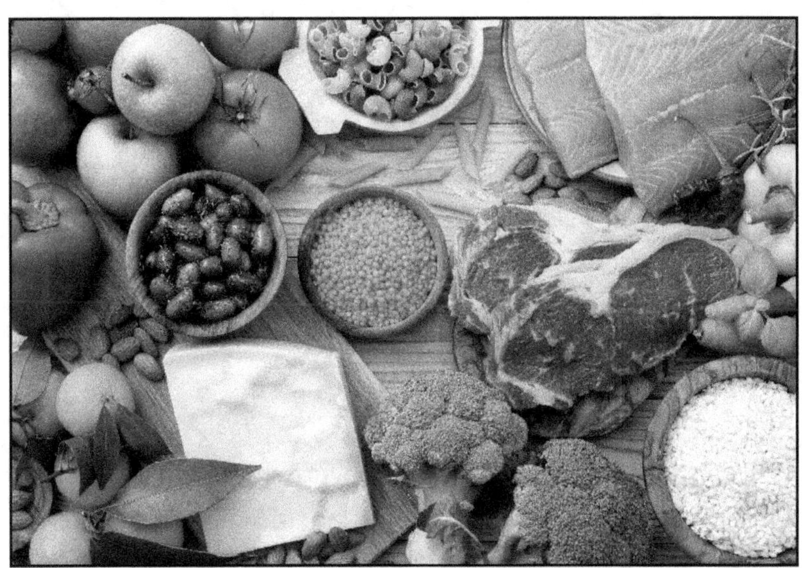

Ahora bien, otros productos lácteos son permitidos en esta dieta pero deben ser consumidos con mayor moderación. Entre ellos: la mantequilla, la crema batida natural y la misma leche entera.

Cuando se habla de moderación es este caso se hace en el sentido de destacar que estos son productos lácteos con mayor nivel de carbohidratos o azúcares que los mencionados con anterioridad, así que se deben consumir en proporciones más pequeñas y deben ser incluidos con menos frecuencia en el menú con relación a las opciones anteriores.

Con respecto a la leche entera por ejemplo, no será lo mismo usarla en el café que tomarse un vaso de esta leche, en la segunda opción los carbohidratos, por supuesto serán más abundantes. No se debe abusar.

Nota: Al igual que como ocurre con las carnes, pescados y huevos mientras más natural sea la procedencia de la leche o los productos lácteos que se van a incluir en el menú de la dieta keto, mejor. Por eso si tienes posibilidad de adquirir leche de una granja en la que las vacas pasten libremente y vivan con tranquilidad, hazlo.

- **Grasas y aceites**

A pesar de que la dieta cetogénica se basa en un régimen alimenticio en el que se le da prioridad a las grasas. Lo cierto es que llevar a cabo correctamente esta dieta implica utilizar en mayor abundancia las grasas buenas de las carnes, huevos, pescados, productos lácteos y otros alimentos. No así, abusar de los aceites o las grasas en sí, ya que ellas no suelen ser tan saludables como los ácidos grasos obtenidos de los alimentos antes enunciados o no suelen aportarnos tantos nutrientes como estos otros.

A pesar de lo anterior, los aceites y las grasas son imprescindibles en la cocina. Los necesitamos para cocinar, sazonar y aliñar por medio de salsas o aderezos. Serán nuestros aliados a la hora de darle un buen sabor a nuestras comidas y también nos aportarán ácidos grasos que nos ayudarán a entrar en cetosis, así que no podemos prescindir de ellos.

El aceite de oliva extra virgen es de los aceites más saludables que existen y es el que deberías usar para cocinar la mayor parte del tiempo.

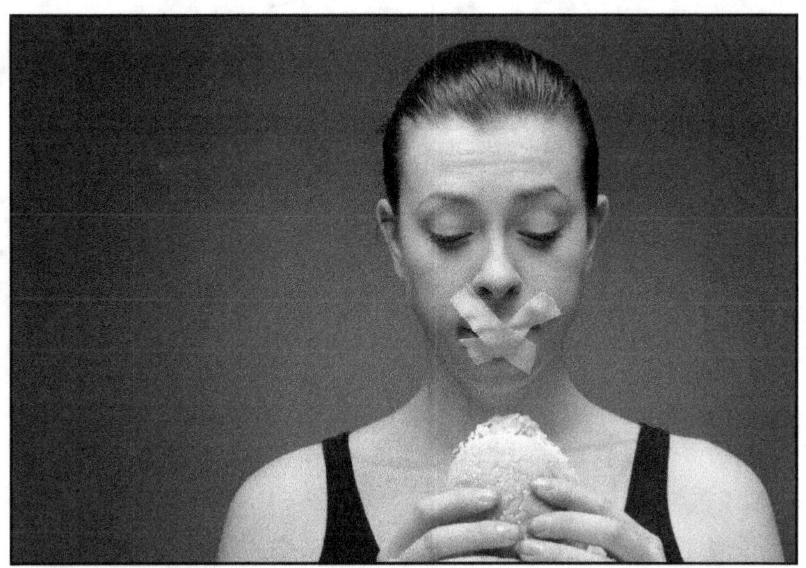

Su alto contenido en antioxidantes y omega 3 le da su fama de saludable y realmente lo es. El aceite de aguacate y el de coco también son permitidos dentro de la dieta keto.

Con mayor moderación a las anteriores opciones se puede usar manteca o cebo para cocinar.

● Frutas

Estamos acostumbrados a leer o escuchar que todo régimen alimenticio saludable requiere de un consumo constante y abundante de verduras y frutas. Por ello, a muchos les resulta extraño conocer que, en la dieta cetogénica, estas últimas, son opcionales. De hecho, la mayoría de los planes alimenticios keto recomiendan no consumirlas o simplemente no las incluyen.

Ciertamente su aporte nutricional es variado en cuanto a vitaminas y minerales esenciales se refiere. De allí, que se haya extendido la idea de que las frutas son necesarias en la dieta en general pero realmente no lo son en la dieta cetogénica porque la mayoría de ellas cuenta con demasiados carbohidratos o azúcares. Mismos que debemos evitar en exceso si queremos entrar en cetosis o permanecer en ella.

Realmente son mínimas las opciones de frutas de las que disponemos para incluir en la dieta keto y aún entre las opciones permitidas es necesaria la moderación, traducida en un consumo mínimo de estas en porciones muy pequeñas.

Muchos prescinden simplemente de ellas y optan por las verduras, con las cuales hay que tener igual moderación pero no tanto pues poseen menos azúcares y carbohidratos que las frutas.

Sin embargo, si no deseas prescindir de estas delicias no tienes que hacerlo, siempre y cuando seas sincero contigo mismo mientras estés llevando a cabo esta dieta y no te dejes tentar.

Si consideras que se te hará complicado moderarte, mejor no las incluyas en el menú porque serán un obstáculo para que logres tu propósito de entrar en cetosis o de permanecer en ese estado.

Expuesto lo anterior las frutas que contienen menos carbohidratos y azúcares y que puedes incluir en tu menú keto con precaución son: El coco y el aguacate por ser especialmente ricos en grasas buenas, las bayas o frutos del bosque como las moras o las frambuesas, las aceitunas deshuesadas y, con muchas más moderación que las anteriores: Sandía, melocotón, limón, clementinas y arándanos.

De entre todas estas opciones la más recomendada son los aguacates. Puedes incluirlos enteros en tus recetas o a modo de guacamole siempre y cuando lo prepares natural.

● Frutos secos y semillas

Los acompañantes por excelencia de nuestros platillos keto serán los frutos secos y las semillas.

Variados son los frutos secos y las semillas que podemos incluir en nuestros menú keto debido al buen aporte en grasas de calidad y proteínas que nos pueden proporcionar.

Además de esto, aunque poseen muchas calorías en teoría una proporción elevada de ellas es fibra, la cual realmente no interfiere en la cetosis ya que la fibra dietética no es absorbible por nuestro sistema digestivo y por ende, no interfiere en nuestros valores para la cetosis, como se ha hecho mención con anterioridad.

En ese sentido, dentro de la dieta cetogénica puedes incluir frutos secos y semillas siempre y cuando los consumas preferiblemente crudos.

Incluye: Nueces, almendras, pecabas, semillas de sésamo, semillas de lino, semillas de calabaza, semillas de chía, de girasol, piñones...

Los cacahuates, pistachos y anacardos se pueden incluir también pero con mayor moderación porque aportan un poco más de carbohidratos que las opciones anteriores.

Para añadir estos en el menú: puedes utilizarlos en salsas para sazonar, bebidas o consumirlos crudos en porciones pequeñas.

● Verduras y hortalizas

Dentro de un contexto general sabemos que las verduras y hortalizas son una rica fuente de vitaminas, minerales y otros nutrientes beneficiosos para nuestra salud. Así como lo son las frutas también.

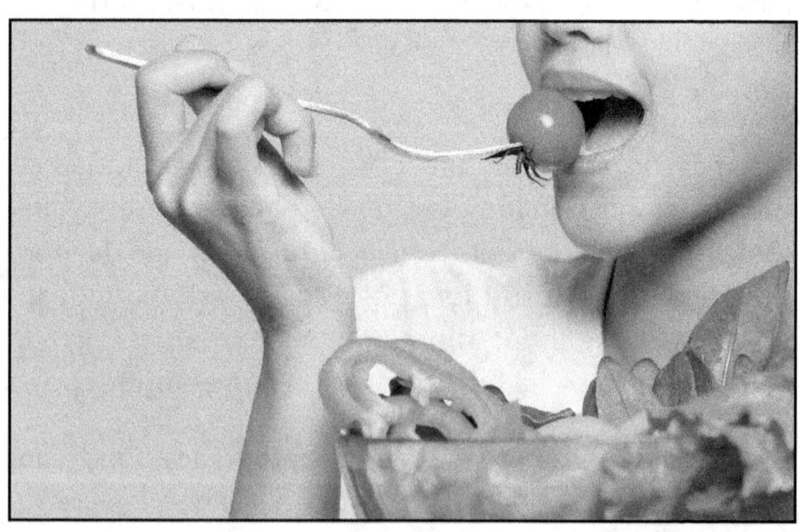

Las verduras y hortalizas no obstante, son una mejor opción dentro de la dieta cetogénica que las frutas, ya que poseen menos carbohidratos y azúcares en comparación a estas.

Claro está, también dentro de la amplia variedad de verduras y hortalizas existentes existen algunas no recomendadas dentro de este régimen alimenticio especial por su alto valor en carbohidratos netos, pero, entre las opciones recomendadas algunas poseen muy pocos carbohidratos. Tan pocos que tomaría bastante tiempo alcanzar el límite diario de carbohidratos permitidos en la dieta cetogénica al consumir estas, por lo que se pueden consumir con confianza, sin temor de que eviten que entremos en cetosis o de que nos saquen de ella.

En tal sentido a la mayoría de verduras de hojas verdes les podemos dar prioridad. Entre ellas: La espinaca, la lechuga, la alcachofa, el repollo o col de Bruselas y la acelga El espárrago, el apio, los berros, el brócoli, la rúcula, la berenjena, el pimiento y el pepino son otras opciones permitidas por su bajo contenido en carbohidratos.

Con mayor moderación que los anteriores se puede incluir: zanahoria, ajo puerro, cebolla o remolacha.

- **Legumbres y cereales**

Estos no se deberían consumir en la dieta keto pero elaboraciones a base de soja fermentada como el tempeh o el tofu si son adecuadas.

● Condimentos

Para darle sabor a tus platillos keto puedes usar los condimentos de tu preferencia ya que se utilizan en proporciones mínimas y poco o en nada afectarán los valores en tu organismo.

Puedes usar sal, pimienta, albahaca, orégano, eneldo. Lo que prefieras.

Incluso puedes incluir canela en las recetas dulces (Nadie dijo que tienes que renunciar al dulce en la dieta cetogénica. Se hablará más a profundidad sobre ello en el apartado siguiente).

Esta (La canela) es especialmente recomendada porque tiene propiedades que ayudan a bajar los niveles de azúcar en la sangre, lo cual, como consecuencia, favorece el proceso de cetosis.

● Endulzantes

La dieta cetogénica persigue lograr que el cuerpo emplee las grasas como fuente de energía principal, no la glucosa ni las proteínas; de las cuales también puede usar energía.

Como el azúcar es responsable de subir los niveles de glucosa en la sangre no es recomendada en la dieta cetogénica. Está más que todo, prohibida. Pero esta dieta tampoco debe suponer un sacrificio extremo así que no necesitas decir adiós a las recetas dulces para siempre o condenarte a tomarte tu café mañanero sin una pizca de endulzante.

Puedes consumir dulces en la dieta cetogénica siempre y cuando emplees endulzantes permitidos.

De los endulzantes que puedes usar en esta dieta destacan el eritritol y la stevia.

Ten en cuenta que el hecho de que se permitan no quiere decir que abuses de ellos, so riesgo de impedir que tu cuerpo entre en cetosis o de salir de ella. Por eso, ni endulces demasiado tus bebidas o platillos dulces ni prepares estos últimos con excesiva frecuencia.

- Bebidas

Previamente en este escrito se ha hecho mención al hecho de que cuando el cuerpo entra en cetosis suele liberar más agua.

Esto quiere decir que tendrás la necesidad de beber líquido con frecuencia mientras llevas a cabo la dieta cetogénica. Lo cual es de por sí, saludable considerando que nuestro cuerpo está compuesto en mayor proporción, por agua.

Esta es la razón por la cual el agua debe ser tu bebida esencial. Debes darle preferencia con respecto a cualquier otra bebida no solo en la dieta cetogénica sino en cualquier dieta o régimen alimenticio al cual te sometas.

Aclarado lo anterior hay otras bebidas permitidas, como: El café, el té, infusiones y la leche entera para cortar el café o para añadir a otras bebidas o recetas sin exagerar Entre 20 y 40 ml es la cantidad recomendada de esta última.

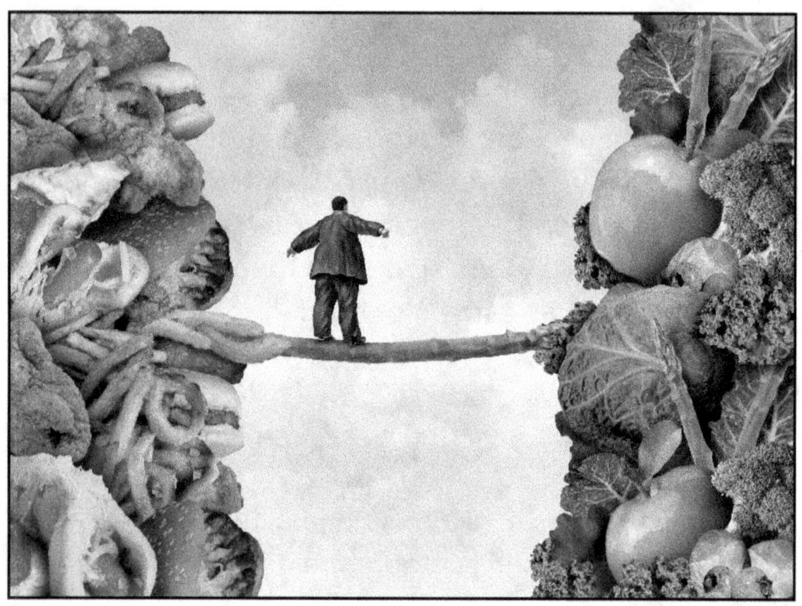

Listado de alimentos permitidos

Para una mayor facilidad de consulta a continuación se presenta un listado contentivo de los alimentos que se pueden consumir dentro de la dieta cetogénica:

- Huevos de cualquier clase: De gallina, de pato, de codorniz...
- Carnes rojas: De cerdo, de vaca, órganos variados...

- Carnes blancas: De pollo, de pavo, de conejo, de ovejo...

- Pescados grasos: Salmón, sardinas, truchas y caballa con prioridad y con mayor moderación: Atún, pargo, marlín, rape y corvina.

- Productos lácteos: yogurt, kéfir y quesos no procesados como el mozzarella, el cheddar, el queso azul, el queso de cabra, el queso suizo, el feta, entre otros con prioridad.

Con mayor moderación: mantequilla, crema batida natural y leche entera (Hasta 40 ml de esta última por día).

- Grasas y aceites: Aceite de oliva extra virgen, aceite de aguacate, aceite de coco con prioridad.
Con mucha moderación: Manteca o cebo para cocinar.

- Frutas: Aguacate, coco, moras, frambuesas y aceitunas deshuesadas con prioridad.
Con muchísima moderación: Sandía, melocotón, limón, clementinas y arándanos.

- Frutos secos y semillas: Nueces, almendras, pecabas, semillas de sésamo, semillas de lino, semillas de calabaza, semillas de chía, de girasol y piñones con prioridad.
Con moderación: cacahuates, pistachos y anacardos

- Verduras y hortalizas: espinaca, lechuga, alcachofa, repollo o col de Bruselas, acelga, espárragos, apio, berros, brócoli, rúcula, berenjena, pimiento y pepino con prioridad.

Con moderación: zanahoria, ajo puerro, cebolla o remolacha.

- Condimentos: sal, pimienta, albahaca, orégano, eneldo, canela.

- Endulzantes: Eritritol y la stevia

- Bebidas: agua, café, té, infusiones y leche entera para cortar el café o para añadir a otras bebidas o recetas sin exagerar.

¿Qué no comer en una dieta cetogénica?

Ahora que ya conoces los alimentos que puedes incluir en tu menú para seguir la dieta cetogénica se hará mención a los alimentos prohibidos.

No los incluyas en tu régimen alimenticio porque te impedirán entrar en cetosis o te sacarán rápidamente de ella. Estos alimentos prohibidos son:

- Legumbres y cereales

En la dieta cetogénica las legumbres y los cereales son alimentos prohibidos debido a su alto valor en carbohidratos y proteínas y escaso contenido de ácidos grasos.

Consumir estos evitará que entres en cetosis o hará que salgas de ella ya que aumentarán tus valores de glucosa o proteínas.

Romperás el principio básico de la dieta cetogénica que es: escasos carbohidratos, moderadas proteínas y mucha grasa si los consumes.

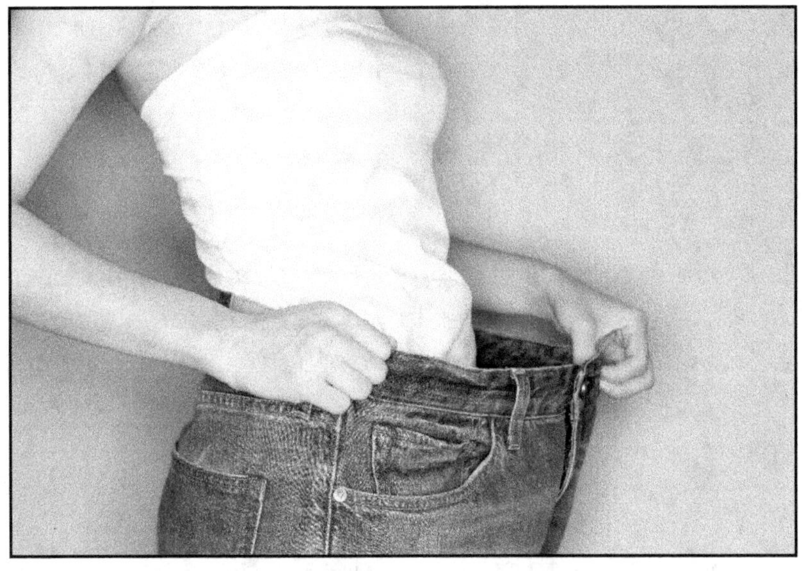

Evita estos alimentos simplemente. Podrías incluirlos con moderación pero estarías corriendo demasiado riesgo, lo mejor es que los elimines de tu dieta.

No te harán falta ya que cualquier micronutriente presente en estos alimentos como tal podrás adquirirlo de alimentos más saludables como la carne, pescados, verduras o frutas.

Sólo elaboraciones a base de soja fermentada como el tempeh o el tofu podrían constituir una excepción a la regla de no consumir este tipo de alimentos en esta clase de dieta. Salvo esas mínimas excepciones ninguna legumbre o cereal es apto para la dieta cetogénica pero evita con más ahínco: el trigo y cualquier alimento derivado de este como por ejemplo el pan, la pasta, bollería y cualquier alimento contentivo de gluten.

Tampoco son recomendados: los garbanzos, los frijoles, las lentejas, las alubias , los guisantes, el arroz, las arvejas, el maíz, el trigo, la cebada, la avena, el amaranto, el centeno, la quinoa, el alforfón, entre otros.

- **Carnes procesadas**

Las carnes procesadas en general son poco saludables. Además, algunas están elaboradas con azúcar, almidón y dextrosa. Complementos que evitarán que entres en cetosis. Lo mejor es que las evites. Especialmente los embutidos y el fiambre.

- **Comidas azucaradas**

El azúcar está prohibida en la dieta cetogénica y por ende, lo está cualquier producto azucarado como por ejemplo: Refrescos, zumos de frutas, batidos, postres como pasteles, helados, caramelos, etc.

Cuando vayas a adquirir cualquier producto verifica en su etiqueta si contiene azúcar, si es así lo mejor es que le descartes.

- **Frutas**

Tal y como se ha hecho mención previamente existen muy pocas frutas permitidas en la dieta cetogénica debido al alto valor en carbohidratos que estas suelen contener.

Evita cualquier fruta que no haya sido mencionada en el apartado de las frutas permitidas en este escrito.

No obstante lo anterior es importante que conozcas las frutas con mayor porcentaje de carbohidratos y que debes evitar por sobre todas las demás: El plátano, las Manzanas, las peras, las naranjas, las mandarinas, la piña, el kiwi, las uvas, el mango, cualquier fruta en almíbar, los jarabes de frutas concentradas y las frutas deshidratadas.

Ten en cuenta que todas estas frutas mencionadas pueden hacerte superar el valor diario permitido de carbohidratos con solo incluirlas en un platillo, aunque lo hagas en una mínima proporción.

- **Verduras y hortalizas**

Tal y como ocurre con las frutas, existen verduras y hortalizas permitidas dentro de la dieta cetogénica y otras que no lo son debido a su alto aporte en carbohidratos y almidón.

Las verduras y hortalizas que necesitas evitar son: Patatas, boniato, camote, yuca, ñame, batatas, chirivias y cualquier verdura u hortaliza que no se haya mencionado en el apartado de los alimentos permitidos.

- **Productos lácteos**

Aunque muchos productos lácteos están permitidos en esta dieta otros no lo están como los lácteos desnatados, los azucarados, los quesos procesados, cremas con alto contenido graso y la mantequilla, salvo que se incluya con moderación.

- **Endulzantes:** La mayoría de los endulzantes están prohibidos en esta dieta: El azúcar propiamente, la miel, el néctar de ágave, melaza, fructosa, etc.
- **Bebidas alcohólicas:** La mayoría de las bebidas alcohólicas poseen muchos carbohidratos por lo que es mejor no incluirlas en la dieta cetogénica.

Evita principalmente los cocteles.

- **Aceites vegetales poliinsaturados:** Estos aceites no son del todo saludables y además se oxidan con facilidad. Procura evitarlos.

Algunos ejemplos de estos tipos de aceites son: El aceite de maíz, el de soja, el de canola, etc.

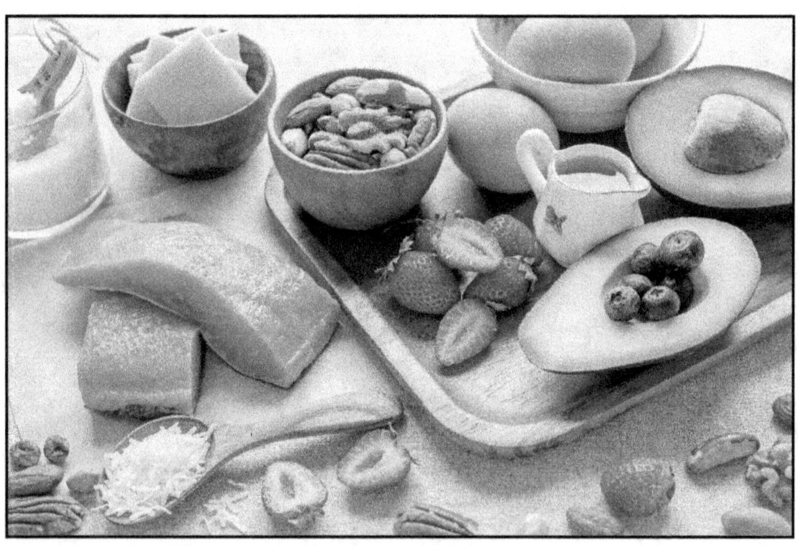

- **Productos dietéticos o bajos en grasas:** Estos productos generalmente son ultraprocesados y además, ricos en carbohidratos, en nada convienen dentro de la dieta cetogénica.

- **Alimentos procesados:** Y, para concluir con los alimentos prohibidos, evita cualquier alimento procesado y la llamada *comida rápida.*

Los errores más comunes en la dieta cetogénica

Se describirán a continuación los errores que comúnmente se cometen al iniciar esta dieta a objeto de que los evites:

- **Demasiada carne:**

Ya se ha mencionado anteriormente en este escrito que no se debe confundir la dieta cetogénica con una dieta rica en proteínas.

Las carnes son permitidas ciertamente en este tipo de dieta especial pero no debes incluirlas en exceso porque te excederás a su vez, con las proteínas que necesitas, ya que las mismas contienen una buena cantidad de estas (Proteínas), lo que podría impedirte entrar en cetosis.

Muchas recetas keto no necesitan de carne en su preparación. Tienes muchos otros ingredientes para escoger así que no te centres solo en la carne. Para los platillos que sí requieran de carne elige porciones moderadas.

- **Olvidar la fibra:**

Al iniciar una dieta cetogénica muchos centran su atención solamente en las grasas, carbohidratos y proteínas y se olvidan de un elemento tan importante en la dieta en general como es la fibra.

Si consumes poca fibra el estreñimiento hará estragos en tu organismo. Evita esto asegurándote de incluir alimentos ricos en fibra en tu menú.

Recuerda que la fibra se resta del valor total de los carbohidratos de los alimentos así que puedes incluirla con confianza en tu dieta cetogénica porque en nada alterará el proceso de cetosis y en cambio, te beneficiará.

- **No variar los alimentos o centrarse en grasas de mala calidad:**

Para potenciar la cetosis muchos se centran solamente en seguir la regla estricta de la dieta cetogénica que es: muchas grasas, pocos carbohidratos y moderadas proteínas sin tomar en cuenta si los alimentos que están consumiendo les están proporcionando micronutrientes esenciales o si son o no de la mejor calidad.

En teoría siempre que sigamos la regla estricta antes expuesta entraremos en cetosis y bajaremos de peso pero hacerlo sin prestar la debida atención a los nutrientes que estamos percibiendo no resulta saludable a la larga.

Asegúrate mejor de incluir en tus platillos variedad de ingredientes permitidos en esta dieta, sin obviar verduras y frutas si decides incluirlas con la moderación necesaria.

Opta de hecho por más verduras, carnes y alimentos de calidad por sobre alimentos empaquetados o procesados como la mantequilla o el queso.

Trata de elegir siempre lo más saludable.

- Enfocarse únicamente en la dieta:

La dieta cetogénica convertirá tu cuerpo en una máquina para quemar grasas, eso es cierto, pero si prestamos atención a otros elementos como el ejercicio y el descanso adecuado perderemos grasa más eficientemente.

Además, el ejercicio y el descanso son convenientes para lidiar con los efectos secundarios de la dieta cetogénica mientras nos estamos adaptando.

No cometas el error de dejarlos de lado, ejercítate y descansa adecuadamente.

- Obsesionarse con el conteo de los cuerpos cetónicos:

El nivel de cetonas en tu organismo no refleja el nivel de grasas que estás quemando.

Si ya estás seguro de que entraste en cetosis no te obsesiones con medir el nivel de cuerpos cetónicos en tu cuerpo cada poco tiempo.

Hazlo de vez en cuando si así lo quieres, pero que eso no te quite el sueño como lo hace con muchos.

CONSEJOS SOBRE CÓMO EMPEZAR LA DIETA CETOGÉNICA

En este punto ya conoces lo que pasa en tu cuerpo cuando inicias una dieta cetogénica y cuál es el objetivo de ella.

Haz aprendido sobre las reglas básicas para iniciarte en este tipo especial de alimentación, sobre los alimentos permitidos y los que están prohibidos, sobre la forma en que debes calcular los carbohidratos que incluyas en tu menú diario y más. Necesitarás de todo ello para iniciarte en la dieta cetogénica.

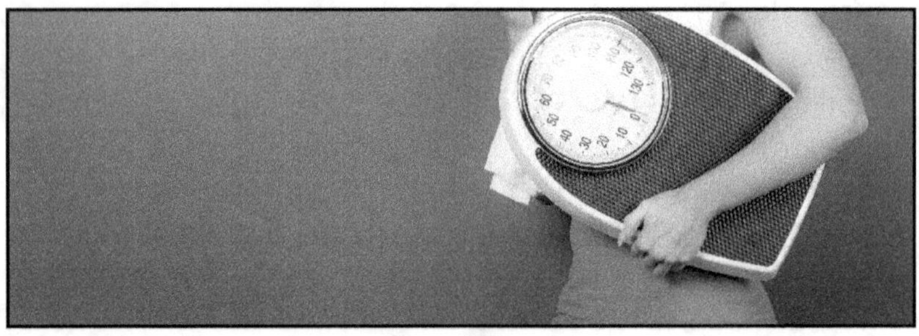

Básicamente eso es lo que necesitas. **Informarte.**

Mientras menos dudas tengas al momento de iniciar este régimen alimenticio especial, mejor. Ahora bien, dos consejos son realmente relevantes entorno a iniciarse en la dieta cetogénica. Presta atención a ellos:

a) **La organización:** La organización será primordial porque necesitas controlar lo que ingieres.

No olvides que esta es una dieta restrictiva. Prepara tu menú semanal con antelación procurando calcular los carbohidratos y proteínas totales diarios que este incluirá.

Si decides hacer tu conteo a diario cometerás errores. Lo mejor es estar ya preparado.

b) **La forma adecuada de reducir los carbohidratos:** No te resultará sencillo iniciar esta dieta.

Cuando tu cuerpo se adapte a la cetosis sí te resultará sencilla de seguir pero antes de ello te encontrarás con los efectos secundarios de esta dieta que no son fáciles de sobrellevar.

Por ello, al iniciar lo mejor es bajar los carbohidratos de manera gradual.

Empieza con una ingesta diaria de unos 80 gramos en carbohidratos y baja esa cantidad gradualmente hasta los 30 gramos permitidos en la dieta cetogénica.

En ese punto es donde obligarás a tu cuerpo a entrar en cetosis. Te llevará un poco más de tiempo porque cuando bajes tu ingesta de carbohidratos a 80 gramos no será con el objetivo de entrar en cetosis sino más bien con el de evitar que el impacto para tu organismo sea demasiado fuerte.

Opta por esa opción porque es la que procurará tu bienestar en mejor manera.

Precisado lo anterior, es conveniente que conozcas sobre los nutrientes en los que deberías centrar tu alimentación y otros conceptos relacionados y relevantes así que en los apartados a continuación se hablará sobre ellos:

Energía vs alimentos no energéticos

Dentro de la dieta cetogénica los alimentos que consumimos nos ayudarán a obligar a nuestro organismo a entrar en cetosis y usar por ende, la grasa como energía.

Básicamente todo lo que consumamos estará destinado a proporcionarnos esta.

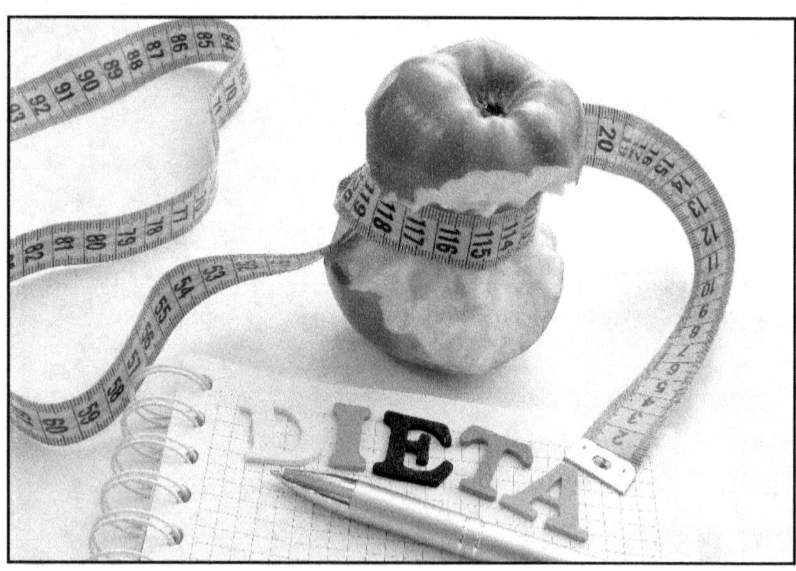

No obstante lo anterior, existen alimentos energéticos. Se trata de alimentos que nos pueden proporcionar mucha más vitalidad en comparación con otros gracias a los nutrientes que contienen.

Los alimentos energéticos relacionados con las grasas y que te serán el doble de útiles en la dita cetogénica son: Los aceites de origen vegetal como el aceite de oliva, las grasas saludables de los aguacates y las aceitunas y los frutos secos en general.

Fibra dietética

La fibra dietética, también conocida como fibra alimentaria es un componente de los alimentos que se caracteriza por su incapacidad para ser absorbido por nuestro estómago. Esto hace que su presencia en todo aquello cuanto consumimos no altere nuestros valores nutricionales en forma alguna, pero sí es muy saludable y necesaria.

La fibra dietética tal y como se ha recalcado antes es importante en la dieta cetogénica y en toda dieta porque favorece el tránsito intestinal.

Si no se incluye en la alimentación suficiente de ella el estreñimiento causará problemas.

No alterará la cetosis así que procura incluir en tu menú cetogénico el valor diario recomendado de su ingesta que son: 25 gramos para las mujeres y 38 gramos para los hombres.

Principalmente obtenemos fibra de cereales, granos, legumbres, frutas y verduras.

Pero, como la mayoría de estos alimentos están prohibidos o no son recomendados en la dieta cetogénica lo mejor será incluirla de las verduras y algunas alimentos lácteos permitidos que también pueden contener fibra.

No te preocupes, la mayoría de los vegetales permitidos en esta dieta la contienen, especialmente los de hojas verdes como la acelga o las espinacas.

Por si fuese poco la fibra dietética ayuda a controlar los niveles de azúcar en la sangre así que será un verdadero aliado en esta dieta.

Omega 3 y Omega 6 ¿Qué son y para qué sirven?

Ambos son ácidos grasos que nuestro organismo necesita por variadas razones.

El omega 3 es el nombre con el que se conoce al conjunto de ácidos grasos esenciales que nuestro organismo necesita para mantener las células saludables ya que estos sirven de medio de transporte para conducir productos químicos entre células.

Además de esto, estos ácidos grasos nos brindan un sinfín de beneficios como por ejemplo: Energía eficaz, potenciamiento del sistema nervioso, prevención contra enfermedades cardiovasculares y más...

Nuestro cuerpo no produce estos ácidos esenciales, necesitamos obtenerlos de nuestros alimentos o de suplementos.

Por otra parte, los ácidos grasos omega 6 también contribuyen a la salud de nuestras células ya que trabajan activamente en su protección, regulación y hasta su estructura.

Ambos componentes formarán parte importante de nuestra dieta cetogénica ya que podremos encontrarlos en muchos de los alimentos estrella permitidos en ella como los pescados azules, las semillas de chía y de lino y las nueces en el caso de los ácidos omega 3 y el aguacate y frutos secos en el caso de los omega 6.

MTC oil ¿Qué es? Propiedades y beneficios

MTC oil es el nombre abreviado con el que se conoce a los triglicéridos de cadena media. Ello debido a que esas son sus siglas en inglés.

Se trata de un conjunto de ácidos grasos saturados que se metabolizan con mucha facilidad y que por ende, se pueden convertir en energía estable realmente provechosa.

MTC oil en sí es un suplemento que podemos aprovechar mucho en el momento en que nuestro cuerpo entre en cetosis ya que contribuirá a aumentar nuestra energía.

También potenciará la claridad mental propia de este proceso.

Se elabora a partir de varios ácidos grasos de origen natural y en ello radica el secreto de su fácil absorción.

PREGUNTAS FRECUENTES

Se puede abordar el tema de la dieta cetogénica de forma amplia pero siempre existirán algunas dudas y preguntas por responder.

Pensando en ello se ha dedicado este apartado a dar respuesta a las preguntas más habituales que suelen surgir en torno a este tema. A saber, las siguientes:

- ¿La dieta cetogénica es realmente fácil de seguir?

Lo es una vez que tu cuerpo se haya adaptado a la cetosis.

En principio te resultará tan difícil como quizás te han resultado otros métodos para bajar de peso y aún más porque tendrás que lidiar con bajones de energía y todos los síntomas de la llamada gripe ceto pero, valdrá la pena.

Una vez que tu organismo se acostumbre a la cetosis bajar de peso y seguir las reglas de esta dieta no requerirá de ningún esfuerzo.

- ¿Cuánto tarda el cuerpo en entrar en cetosis?

Ante la falta de ingesta de alimentos por horas prolongadas el cuerpo suele tardar entre 2 y 4 días para entrar en cetosis.

Al iniciar la dieta cetogénica y reducir el consumo de carbohidratos a 30 gramos diarios posiblemente nuestro organismo entre en cetosis entre los 4 y 7 días luego de comenzar con este régimen alimenticio especial.

No obstante, lo cierto es que esto puede variar de persona en persona.

Mientras la mayoría demora la cantidad de días antes indicados otras pueden demorar más porque factores como actividad física, metabolismo y edad, pueden influir en ello.

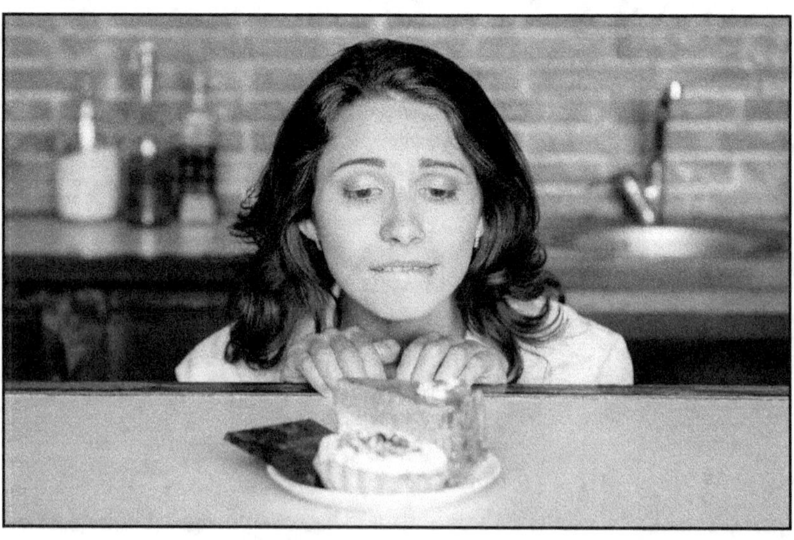

Para reconocer si has entrado en cetosis no te guíes por número de días, mejor presta atención a los síntomas que presenta tu cuerpo durante este estado metabólico, a los cuales se ha hecho referencia en el capítulo 2 de esta obra: Aliento afrutado o mal aliento, sequedad en la garganta, sensación de saciedad que perdura por más tiempo, etc.

Y, cuando creas que has entrado en cetosis realiza una medición del nivel de tus cetonas con tiras reactivas de orina o de la forma en que prefieras para que puedas tener plena seguridad de que lo has logrado.

- ¿Es cierto que la cetosis puede ser peligrosa?

Algunos piensan de esta forma porque confunden el término "Cetosis", con "Cetiacidosis".

La cetosis no implica ningún peligro para la salud, es un estado o reacción natural del organismo ante ciertas circunstancias (Horas moderadas o prolongadas sin percibir alimento o dieta baja en carbohidratos y rica en grasas).

A lo largo de este escrito se ha profundizado sobre este estado metabólico y ya sabes cómo reacciona tu cuerpo ante él, salvo los efectos secundarios que surgen durante la cetosis, de los cuales ya se ha hablado previamente, este estado no supondrá riesgo alguno y sí muchos beneficios.

La cetoacidosis, en cambio, es peligrosa. Se conoce de esa forma a una complicación grave que pueden sufrir las personas que padecen de diabetes no controlada y se relaciona con la insuficiencia de insulina en el cuerpo.

- ¿Tengo que tomar previsiones extra para seguir la dieta cetogénica si soy diabético?

La dieta cetogénica en general se asocia con mejoras en la condición de los diabéticos porque mantiene bajos los niveles de glucosa en el organismo y esto mantiene a su vez, estable o controlado el proceso de segregación de insulina.

Favorece a pacientes de diabetes tipo I y II pero especialmente a los de diabetes tipo II porque les ayuda a recuperar la sensibilidad a la presencia de glucosa e insulina en el organismo.

Ellos generalmente pueden segregar insulina pero han perdido la sensibilidad para captarla.

Ante esto, muchos diabéticos se interesan en el tema y surge esta pregunta en cuestión. Lo cierto es que las previsiones en este sentido deben derivar en el control médico.

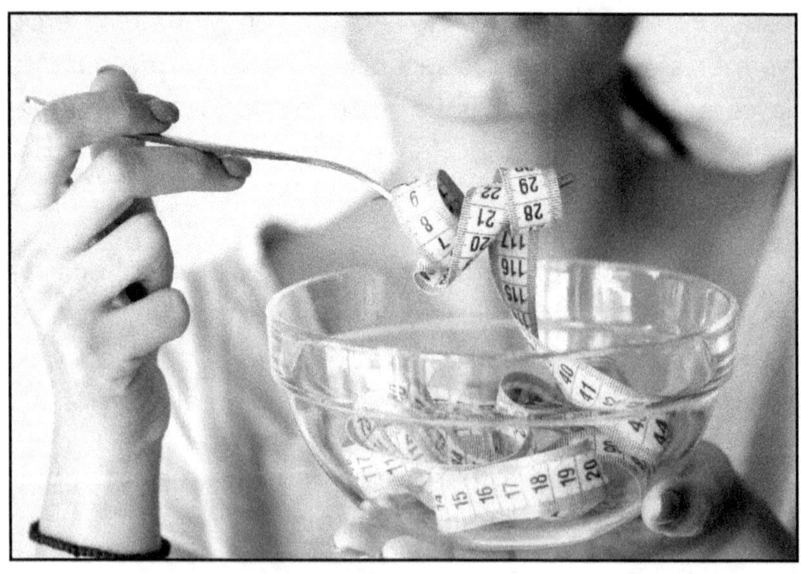

La dieta cetogénica solo es segura para los diabéticos bajo control y supervisión médica ya que existe riesgo de cetoacidosis.

Ciertamente investigando sobre el tema podremos darnos cuenta de que el riesgo de cetoacidosis lo tienen en mayor medida los diabéticos tipo I, pero los diabeticos tipo II también pueden llegar a esa condición así que la mayor previsión ante esta complicación tan peligrosa (Cetoacidosis) es precisamente seguir esta dieta si se desea, pero, de manera estricta y controlada por un especialista.

- ¿Puedo seguir la dieta cetogénica si estoy lactando?

Sí, pero son necesarias ciertas previsiones ya que al amantar se pierde azúcar a través de la leche consumida por el bebé.

Si se bajan los niveles de glucosa en estos casos, demasiado, ello puede desencadenar en cetoacidosis e incluso, en la muerte.

Las previsiones ante esta situación tienen que ver con el hecho de que al perder azúcar por lactar necesitarás más carbohidratos en tu dieta cetogénica en comparación con aquellos que no están lactando.

Debes agregar a tu dieta al menos unos 40 gramos más de carbohidratos.

Esto no afectará el proceso de cetosis precisamente porque pierdes esos carbohidratos extras.

Para que la inclusión de carbohidratos en tu dieta sea más saludable lo mejor es que los añadas en tu menú por medio de frutas, pero puedes escoger las fuentes de tu preferencia.

- **¿Los veganos o vegetarianos pueden hacer la dieta cetogénica?**

Depende de lo estricto de su régimen de alimentación.

Los veganos, por ejemplo, no consumen ni carne animal, ni huevos, ni derivados de productos animales como la leche o la mantequilla. Difícilmente podrían realizar la dieta cetogénica ya que no encontrarían suficientes alimentos contentivos de grasas buenas para hacerlo.

Ciertamente la dieta cetogénica permite la inclusión de vegetales, algunas frutas y otros alimentos que los veganos podrían consumir. Pero, tomando en cuenta que la mayoría de los vegetales, hortalizas y frutas contienen muchos carbohidratos los alimentos que podrían incluir en su menú keto serían muy pocos, corriendo el riesgo de sufrir déficits en algunos micronutrientes.

Esto hace que a los veganos realmente les resulte prácticamente imposible seguir una dieta cetogénica, aunque no hay nada, salvo sus propias limitaciones en cuanto a la alimentación, que se los prohíba o impida.

Los ovolactovegerarianos, en cambio, no encontrarían mayores inconvenientes en practicar la dieta keto. De los huevos y productos lácteos combinados con verduras, frutas, frutos secos y otros alimentos permitidos en esta dieta, distintos a la carne y aal pescado pueden obtener lo necesario para entrar y mantenerse en cetosis y recibir los micronutrientes que necesitan para estar saludables.

- **Al seguir la dieta cetogénica perderé músculo?**

No necesariamente pero es muy probable que se pierda músculo. De hecho, este es un riesgo que se corre en cualquier tipo de dieta.

El ejercicio puede contribuir a la disminución de la pérdida muscular en combinación con la ingesta moderada de proteínas, propia de la dieta cetogénica y con los niveles altos de cetonas que también la caracterizan así que si no deseas perder músculo. Combina tu dieta con ejercicio.

- **¿Puedo realizar la dieta cetogénica si tomo medicamentos?**

En la mayoría de los casos esto no supone ningún problema. No obstante, la previsión nunca está demás.

Siempre lo mejor será consultar con nuestro médico para estar plenamente seguros de que iniciar esta dieta no complicará nuestras condiciones médicas.

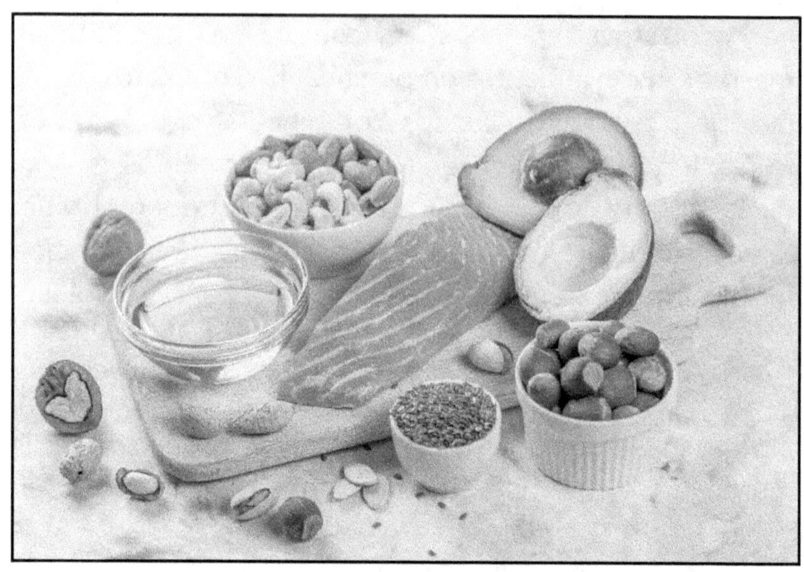

Así por ejemplo esto es realmente necesario entre los que requieren de fármacos para controlar su presión arterial o reducir la glucosa ya que requerirá generalmente de ajustes en la dosis prescrita.

- ¿Por qué me siento débil o constantemente fatigado?

Sentirse de esa forma solo es normal si el cuerpo aún no está adaptado a la cetosis y solo durante la primera fase de la misma en los primeros días de inicio de la dieta.

Si persiste, probablemente signifique que no has entrado en cetosis completamente o que tu organismo no está empleando las grasas y cetonas eficientemente.

Lo mejor en este caso es que minimices la ingesta diaria de carbohidratos que hayas incluido en tu dieta y aumentes más el consumo de grasas y de proteínas de manera moderada.

Un suplemento de aceite MCT posiblemente también solucione el problema sin mayores complicaciones.

- ¿Por cuánto tiempo es recomendable seguir la dieta cetogénica?

Síguela estrictamente hasta que bajes de peso si este era tu propósito inicial al seguir esta dieta. Después podrás aumentar la ingesta de carbohidratos un poco y volver al modo estricto cada cierto tiempo.

- ¿Cómo debo comportarme en un restaurante si estoy siguiendo la dieta cetogénica?

Nadie desea abandonar las visitas a los restaurantes cuando se inicia en cualquier tipo de dieta y definitivamente, no necesitas hacerlo en la dieta cetogénica sin importar la frecuencia con la cual necesites visitar el restaurant porque no siempre lo hacemos por placer, a veces por cuestiones de tiempo y de lo ajetreado de nuestro día no tenemos más opción ¿Verdad? No obstante, necesitas tomar tus previsiones:

En un restaurant debes seguir la siguiente fórmula: Fuente de proteínas de calidad acompañada de verduras bajas en carbohidratos + aceite o grasa.

En tal sentido, elige entre los platillos con carne o pescado que ofrezcan, tus favoritos pero procura que estén cocinados a la plancha, al horno o a la parrilla.

Acompaña ese platillo con verduras bajas en carbohidratos. Nada de cereales como el arroz, granos u otros agregados no recomendados en la dieta cetogénica.

Memoriza las verduras u hortalizas que no deberías consumir, como por ejemplo: las patatas. Si el platillo original viene acompañado de ellas pide que lo acompañen con una ensalada más saludable y sin aderezos.

No sazones ningún platillo con las salsas preparadas en los restaurantes porque no sabes los ingredientes que pueden contener. Lo mejor es evitar.

Procura que lo que comas esté aliñado solo con aceite de oliva, sal y vinagre.

También pudieses recurrir a preparados con huevo como tortillas con queso y jamón acompañada de una ensalada de verduras ligera

Si deseas un café procura que sea descafeinado y con crema o nata, nada de azúcar o edulcorantes añadidos.

AYUNO INTERMITENTE ¿QUÉ ES?

Con el nombre de ayuno intermitente o Intermitteng Fasting se conoce a la estrategia de alternar períodos de ayuno prolongados o no, con períodos de ingesta de alimentos en forma normal.

Esta estrategia no está ligada necesariamente a la dieta cetogénica y de hecho, se puede seguir separada de ella. Pero ambas se suelen combinar porque empleadas juntas, se potencian los beneficios de las dos, los cuales también están relacionados: Pérdida de peso, claridad mental, disminución del riesgo de padecer enfermedades crónicas, sensación de saciedad más prolongada, entre otras.

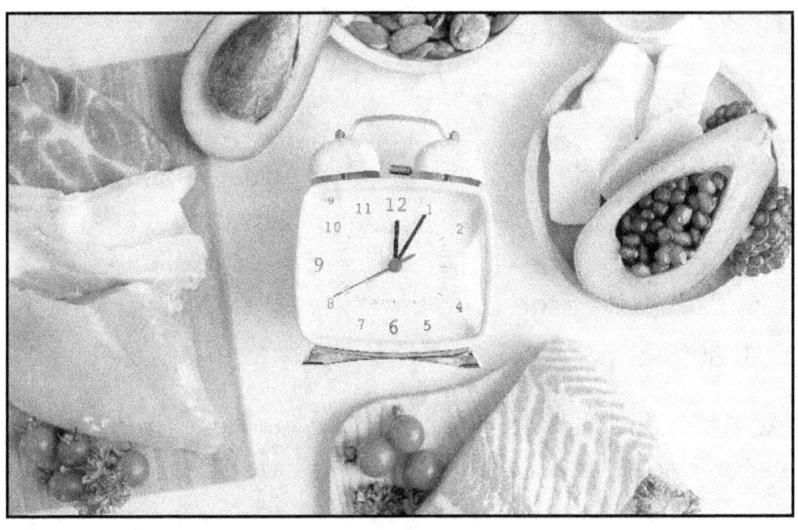

Como el ayuno potencia esos beneficios se podría decir que, combinado con la dieta cetogénica obtendremos el doble de las ventajas que nos proporcionaría la primera separada del ayuno como tal.

¿Cómo contribuye el ayuno intermitente con la dieta cetogénica?

Has de saber primeramente que el ayuno favorece la cetosis ya que contribuye con el descenso de los niveles de azúcar en la sangre.

Ese descenso ayuda a que la insulina se mantenga baja por mucho más tiempo y esto consecuentemente favorece la producción de cuerpos cetónicos.

Sencillamente se producen más cuerpos cetónicos en nuestro organismo cuando combinamos los períodos de ayuno con nuestra alimentación rica en grasas, moderada en proteínas y pobre en carbohidratos.

Al favorecer la producción de cuerpos cetónicos, el ayuno favorece la cetosis en sí y, al ayudar a mantener la insulina baja por más tiempo potencia beneficios que también aporta la dieta cetogénica como el ayudar a recuperar y mantener la sensibilidad a la insulina y la disminución del riesgo de padecer enfermedades crónicas, por ejemplo.

Además de lo anterior, el ayuno contribuye junto con la capacidad saciante de los cuerpos cetónicos, a que venzamos los antojos perjudiciales y el hambre recurrente a la que muchos estamos sometidos solo por ansiedad.

El ayuno sirve para que podamos comprender que realmente no necesitamos comer cada poco tiempo para mantener nuestra energía estable y nuestra salud. Por el contrario, cuando evitamos esto nos volvemos más saludables.

Basta adentrarse a la práctica para notar cuan productivos podemos ser aún en períodos de ayuno prolongados.

Ahora bien, es de aclarar que aunque los beneficios de la dieta cetogénica se potencian con esta práctica, la dieta como tal resultará siempre más efectiva que el ayuno. Especialmente si deseamos esencialmente bajar de peso. Esto debido a que nuestros kilos de más se deben principalmente a lo que comemos y no a lo que no.

El ayuno por su cuenta, empleado en solitario, no te resultará del todo efectivo si deseas perder kilos de más.

¿El ayuno intermitente nos brinda algún beneficio que la dieta cetogénica no?

Lo cierto es que sí. Tal beneficio se relaciona con un proceso que permite a las células reparar sus estructuras dañadas.

Dicho proceso se denomina autofagia, que consiste en una clase de reciclaje celular. A través del mismo las células se renuevan.

La inhibición de este proceso está ligada a enfermedades neurogenerativas, la diabetes y el cáncer. Por ende, activarlo, lo que podemos hacer mediante el ayuno, es realmente beneficioso para nuestra salud porque nos puede alejar de esas temibles enfermedades.

¿Cómo llevar a la práctica el ayuno intermitente?

Si estás interesado en combinar la dieta cetogénica con el ayuno intermitente lo primero que debes conocer son los enfoques de este ayuno, que no son otra cosa más que maneras de llevarlo a cabo.

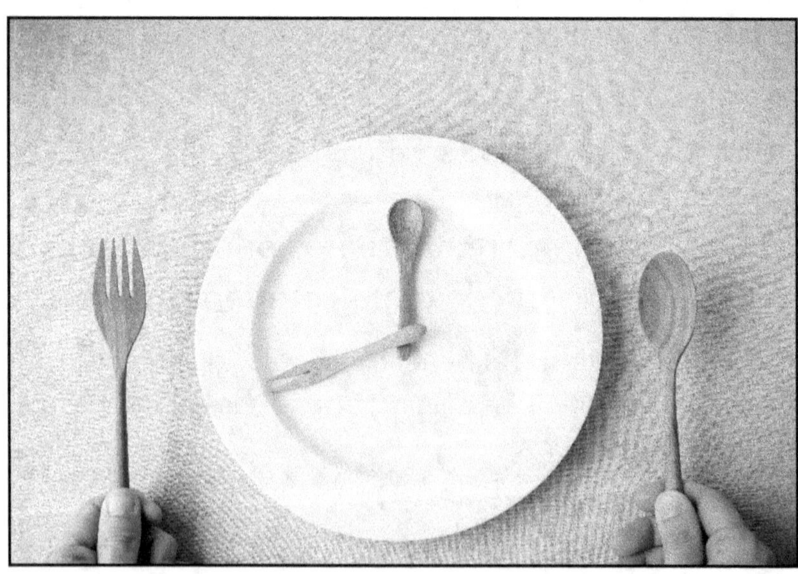

Resaltan 2 de estos enfoques, a saber, los siguientes:

Enfoque 16/8

Implica un período de ayuno de 16 horas combinado con un período de ingesta alimenticia por 8 horas.

Esto quiere decir que tendríamos que consumir dos comidas diarias teniendo 8 horas para ingerirlas luego de haber ayunado por 16.

Tomando en cuenta que deberíamos dormir 8 horas diarias. Si ese es nuestro caso solo deberíamos retrasar nuestro desayuno por 8 horas y de esa forma cumpliríamos el ayuno de 16. Sin embargo, no existe una fórmula o un horario estricto a seguir.

Lo mejor es crear un horario propio basándonos en nuestras necesidades o distribuyendo el tiempo de ayuno y alimentación como mejor nos parezca.

Así por ejemplo si realizamos nuestra primera comida a las 2 de la tarde tendríamos hasta las 10 de la noche para ingerir la segunda. Al día siguiente, luego de 16 horas de ayuno tendríamos nuestra primera comida en el mismo horario y el proceso se repetiría.

Este es considerado el enfoque adecuado para principiantes porque requiere de menos horas de ayuno y por ende, es más fácil de seguir.

Enfoque 20/4

Implica un período de ayuno de 20 horas combinado con un período de ingesta alimenticia de 4 horas.

La mejor manera de llevar a cabo este enfoque es alimentandonos con una comida única al final del día aunque muchos reniegan de aplicarlo de esta forma porque nuestro organismo es más lento para procesar la comida de noche.

A tomar en cuenta: El ayuno intermitente puede consistir en períodos de ayuno de entre 14 y 24 horas. Por ende hay más enfoques que los mencionados anteriormente. Mismos que podrías probar si así lo quieres. No obstante, por ser más sencillos de sobrellevar se han explicado solamente los dos anteriores en esta obra.

¿Cómo iniciarme en la práctica del ayuno intermitente?

Parece complicado. Especialmente si estás acostumbrado a comer cada pocas horas y si nunca has ayunado antes. No obstante, la barrera hacia esta práctica está solo en tu mente. Si decides arriesgarte e iniciarla te darás cuenta de que facilmente te adaptarás a ella y lo mejor de todo: Dejarás atrás los antojos y el hambre recurrente que solo te conducen a subir de peso. Todo eso sin perder la capacidad energética diaria que necesitas para realizar tus actividades cotidianas y para que tu cuerpo funcione perfectamente.

Si lo piensas a fondo, combinar este método con la dieta cetogénica supondrá un alivio extra para ti: **No tendrás que preocuparte demasiado por los carbohidratos.**

Será más fácil llevar la cuenta de cuandos de ellos consumes en dos o una comida que hacerlo para las tres comidas diarias y además, meriendas.

Aún así, lo mejor es que decidas llevar a la práctica esta estrategia por la manera en que puede potenciar la cetosis y los beneficios de la dieta cetogénica.

Pensar en todos los beneficios que esto traerá consigo debería ser suficiente para que te animes ¿no?

Has la prueba. Comienza por períodos cortos de ayuno y ve aumentando la duración de estos gradualmente.

Será más una forma de entrenar tu cerebro que aumentar tu capacidad de resistencia pero obtendrás buenos resultados.

Luego, cuando te sientas preparado para ello inicia uno de los enfoques anteriormente enunciados o el enfoque de ayuno intermitente que prefieras. Eso sí. Siempre que te vayas a alimentar asegúrate de seguir los principios de la dieta cetogénica: Mucha grasa de calidad, máximo 30 gramos en carbohidratos y proteínas en cantidad moderada.

¿Ya has hecho la prueba y te resulta muy complicado pasar períodos de tiempo prolongados o medianamente prolongados sin comer?

Hay solución para ello: Los líquidos.

El agua deberías priorizarla en este caso pero también podrías beber té verde o café sin endulzar.

El caldo de huesos o verduras está permitido también durante el ayuno (Sin hacer trampas, solo el caldo. Nada de ingerir verduras).

Lo ideal es que no ingieras nada pero al menos mientras te estás adaptando y luchas con la resistencia que tu cuerpo te presentará, la ingesta de esos líquidos será más idónea que que abandones tu esfuerzo de iniciarte en el ayuno intermitente por no tener suficiente fuerza de voluntad.

LA IMPORTANCIA DEL SUEÑO EN LA DIETA

¿Sabías que el insomnio está íntimamente ligado con la ganancia de peso?

Sí, se han estudiado los efectos de las alteraciones del sueño en el peso y se ha llegado a dicha conclusión. Las personas que tienen problemas para dormir o que no descansan lo suficiente tienden a la obesidad o el sobrepeso.

Ya tenías motivos suficientes para prestarle atención a las horas de tu sueño, ya que estas son necesarias para nuestra salud en general, pero ahora tienes un motivo más.

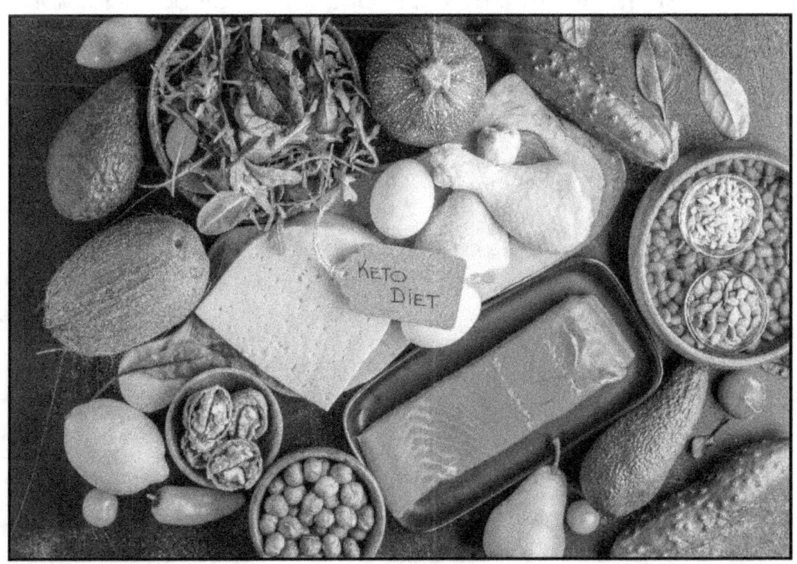

Si quieres practicar la dieta cetogénica para bajar de peso necesitarás descansar mejor porque lo contrario minimizará tus probabilidades de éxito.

Cuando duermes lo suficiente la quema de grasas se realiza más eficientemente y la pérdida muscular también se reduce. No desaproveches eso, combina la dieta cetogénica con buenas horas de sueño (Entre 7 u 9 horas diarias).

A continuación se enunciarán algunos consejos para que duermas mejor:

- **Establecer horarios regulares para acostarse:** Procura hacer de tus horas de sueño un hábito. Acuéstate y levántate a las mismas horas. De esa manera reducirás cualquier alteración ya que nuestro cuerpo asimila fácilmente los hábitos.
- **Asegurar un sitio de descanso adecuado:** Difícilmente podrás descansar en un entorno que no sea adecuado para ello, en donde abunde la luz, el ruido o temperaturas altas.

Toma tus previsiones y convierte tu sitio de descanso en el lugar idóneo para dormir.

- El té verde y el café son recomendados en la dieta cetogénica pero no los bebas en la noche. Pueden acarrearte problemas para dormir.
- Al menos una hora antes de acostarte evita exponerte a pantallas como televisores, ordenadores, etc.

- No pienses en situaciones que te preocupan o alteran al momento de acostarte. Procura hacerlo con la mente en blanco o al menos distrae tu mente de esos pensamientos leyendo un buen libro antes de ir a dormir.
- El ejercicio contribuirá con tu descanso. Ejercítate varias veces a la semana y verás que siempre podrás dormir bien.

Cuando te inicies en esta dieta y mientras aún no te hayas adaptado a ella el insomnio podría aparecer como uno de los efectos secundarios comunes del proceso de adaptación de nuestro organismo a usar grasas como combustible. Este es un tema que se ha tratado antes en esta obra.

Ante esto sigue las recomendaciones que te fueron dadas: Toma suficientes electrolitos o un suplemento de magnesio antes de ir a dormir y el problema se verá solucionado.

ORGANIZARSE POR ADELANTADO

Resulta conveniente elaborar un plan antes de iniciarse en la dieta cetogénica e ir variándolo una vez la comencemos a practicar. Lo mejor es elaborarlo por escrito determinando no solo los platillos que vamos a consumir cada semana sino también los horarios. Especialmente si queremos combinar la dieta con ayuno intermitente.

Si no vas a optar por combinarla con ayuno puedes prescindir de los horarios en tu plan si quieres. Aunque no está de más que te plantees seguir un horario estricto. Recuerda que a medida que te adaptes a la cetosis el hambre dejará de ser un problema para ti y te será más fácil seguir un plan en este sentido.

A lo largo de este escrito se te ha proporcionado información relacionada a los alimentos que puedes incluir en tu menú y los que preferiblemente deberías dejar de un lado. Basándote en esos alimentos prepara las recetas de tu preferencia y crea tu menú semanal con creatividad, variando los alimentos. **No te olvides de contar los carbohidratos.**

Si necesitas recetas en internet abundan. No hay excusa ni necesidad de aburrirse mientras se practica la dieta cetogénica. Puedes preparar muchísimos platillos deliciosos.

Ejemplo de menú semanal

	LUNES	MARTES	MIÉRCOLES
DESAYUNO	Huevos revueltos con calabacín y aguacate en rodajas	Pechugas de pollo rellenas con vegetales permitidos dentro de la dieta cetogénica	Espárragos dorados en mantequilla con huevos cremosos
MERIENDA	Yogurt natural acompañado de nueces	Un puñado de frutos secos	Té verde
ALMUERZO	Salmón al horno con frutos secos	Escabeche de sardinas	Chuletas de cerdo con ejotes verdes y mantequilla
CENA	Pan de coliflor con queso mozzarella y parmesano y una pizca de orégano	Pastel de carne	Hamburguesas de atún con aguacate asado, queso mozzarella y mayonesa casera

	JUEVES	VIERNES	SÁBADO	DOMINGO
DESA-YUNO	Bistec de carne	Rollitos de pavo con rebanadas de agua-cate y un puñado de rúcula	Albóndigas vegetaria-nas	Champiño-nes rellenos
MERIEN-DA	Pollo al horno con pesto queso feta y aceitunas	Yogurt griego	Café con nata	Un puñado pequeño de frutos del bosque con crema de leche
ALMUER-ZO	Pimien-tos re-llenos de alcacho-fa y es-pinacas	Aguacates asados con queso mozzarre-lla y sal-món ahumado	Chuletas de conejo al horno	Costillas de ternera
CENA	Tostadas de coli-flor con queso cheddar	Huevos revueltos con vege-tales de preferen-cia	Crema de aguacate con yogurt griego	Ensalada de tomate, aguacate y tocino

CONCLUSIONES

A través de esta obra has podido conocer un método eficaz y seguro para bajar de peso que requiere de sacrificio en un principio y que después prácticamente trabajará por su cuenta: La dieta keto o cetogénica, por supuesto.

Esta es una dieta distinta a cualquier otra. Existen otras dietas bajas en carbohidratos y muchísimas dietas más destinadas a quemar calorías o grasas pero la dieta keto es única en su clase porque persigue, más allá de evitar que engordemos con lo que consumimos, que nuestro

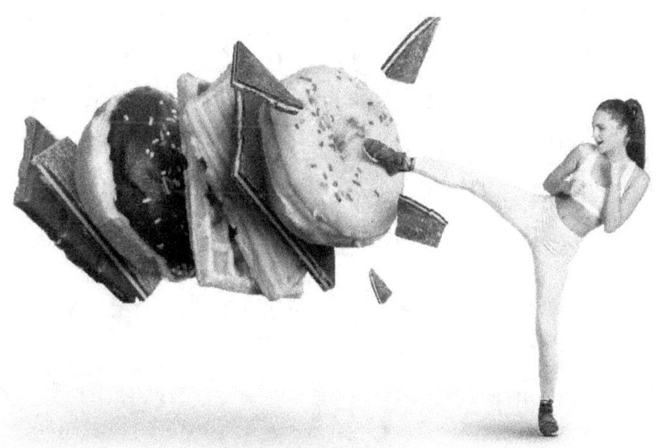

cuerpo queme las grasas con mayor efectividad y lo mejor es que lo hace posible a través de un proceso natural dentro de nuestro organismo. Proceso que no es dañino, por el contrario, es un proceso que en situaciones excepcionales persigue nuestra supervivencia pero, que activado de manera voluntaria y sin correr peligro alguno, trae consigo muchos beneficios que bien sabemos que sabrás aprovechar.

Ya nuestros ancestros habían aprovechado el funcionamiento de nuestro cuerpo en su beneficio, caso por ejemplo de los griegos que descubrieron que el ayuno mejoraba las condiciones de los epilépticos.

Esto, aún sin tener absoluta claridad de porqué existían tales mejoras.

Cuando en años modernos se descubrió el proceso de cetosis durante el ayuno y que a través de una dieta se podía aprovechar el funcionamiento de esta descubrieron algo más. Una mina de oro, una fórmula para la salud. Si estás cansado de dietas de las que no has podido sacar provecho alguno u odias las dietas en donde tienes que pasar hambre necesitas probar esta fórmula. Verás que en ella encontrarás la solución que tanto has anhelado.

Por fin podrás tener el peso que siempre has soñado, por fin podrás librarte de esos kilos de más que tanto te afectan emocionalmente y que perjudican tu salud de muchísimas formas.

Lo mejor es que no solo bajarás de peso sino que también te alejarás de enfermedades crónicas y tendrás más energía para realizar tus actividades.

Nuestros malos hábitos a lo largo de años y años ocasionaron que nuestro cuerpo se adaptara a usar la energía de la glucosa y no de la grasa, lo cual parece ilógico tomando en cuenta que la grasa está distribuida en más proporción en nuestro cuerpo y que la glucosa tiene un límite pequeño de almacenamiento.

Nuestra historia habría sido muy distinta de no ser porque los carbohidratos pasaron a ser el aporte mayor de la mayoría de los alimentos que consumimos. De no ser porque acostumbramos a nuestro organismo habitualmente a ellos, pero así ocurrió.

La obesidad y el sobrepeso son problemas muy delicados.

Traen consigo tanta variedad de enfermedades como la muerte misma si no se tiene cuidado.

Es difícil combatirlas pero no con la dieta cetogénica si la sabes aprovechar.

Con ella harás que tu cuerpo funcione de la manera más provechosa, de la forma en cómo debería realmente hacerlo aprovechando la gran cantidad de reservas de grasa con la que contamos y el hecho de que las sustancias creadas con el metabolismo de la grasa son mejor asimiladas por nuestro cerebro y lo hacen trabajar mejor.

De cualquier forma ya no podemos cambiar la forma en que nuestro cuerpo terminó adaptándose a nuestros hábitos de antaño en un contexto general pero sí podemos hacerlo con nosotros mismos, con nuestro cuerpo.

¿Qué esperas para bajar de peso rápidamente?

¿Qué esperas para empezar a aprovechar el mecanismo natural de tu cuerpo?

Con esta dieta podrás beneficiarte grandemente.

Esperamos utilices la información en esta obra reunida y que con ella puedas cumplir tu propósito.

DESCARGO DE RESPONSABILIDAD

El propósito de este manual es proporcionar al lector una visión completa del tema de la Dieta Cetogénica. La información que contiene se verifica según estudios científicos, sin embargo, el autor no se responsabiliza de la forma en que el lector aplique la información adquirida.

En caso de duda, el lector puede contactar con un biologo de un nutricionista y evaluar si la Dieta Cetogénica puede satisfacer sus necesidades.

Todas las marcas y logotipos mencionados en este libro pertenecen a sus legítimos propietarios.

El autor no reclama ni declara ningún derecho sobre estas marcas, citadas con fines educativos únicamente.

Aunque el contenido de este libro se actualiza y modifica periódicamente, el autor no puede excluir que en él haya errores y/u omisiones que de alguna manera pongan en duda la corrección de la información proporcionada.

En este caso, el autor no será responsable en modo alguno de los daños que pueda sufrir lo publicado. Incluso la elaboración de los textos, aunque se editen cuidadosamente, no puede entrañar una responsabilidad específica por errores o inexactitudes involuntarias.

APUNTES

124